Pichler/Richter   Unser Kind hat Krebs

Anschriften der Autoren:

Prof. Dr. med. Eva Pichler
Pfeifergasse 3
A-5020 Salzburg

Dr. med. Renate Richter
Universitätsklinik
für Kinder und Jugendliche
Loschgestraße 15
8520 Erlangen

Umschlaggestaltung und
Konzeption der Typographie:
B. und H. P. Willberg, Eppstein/Ts.

Umschlagzeichnung:
Friedrich Hartmann, Stuttgart

*Die Deutsche Bibliothek –
CIP-Einheitsaufnahme*

Pichler, Eva:
Unser Kind hat Krebs : die Krankheit besiegen ; für Eltern leukämie- und tumorkranker Kinder / Eva Pichler ; Renate Richter. Mit Beitr. von Ch. Tautz ... – 2. Aufl. – Stuttgart : TRIAS – Thieme Hippokrates Enke, 1992
NE: Richter, Renate

Rüdigerstraße 14
D-7000 Stuttgart 30
Printed in Germany
Satz und Druck: Gulde-Druck GmbH, Tübingen (gesetzt auf Linotype System 4 [300 LTC])

ISBN 3-89373-186-5 1 2 3 4 5 6

Wichtiger Hinweis: Wie jede Wissenschaft ist die Medizin ständigen Entwicklungen unterworfen. Forschung und klinische Erfahrung erweitern unsere Erkenntnisse, insbesondere was Behandlung und medikamentöse Therapie anbelangt. Soweit in diesem Werk eine Dosierung oder eine Applikation erwähnt wird, darf der Leser zwar darauf vertrauen, daß Autoren, Herausgeber und Verlag große Sorgfalt darauf verwandt haben, daß diese Angabe dem Wissensstand bei Fertigstellung des Werkes entspricht.
Für Angaben über Dosierungsanweisungen und Applikationsformen kann vom Verlag jedoch keine Gewähr übernommen werden. Jeder Benutzer ist angehalten, durch sorgfältige Prüfung der Beipackzettel der verwendeten Präparate und gegebenenfalls nach Konsultation eines Spezialisten festzustellen, ob die dort gegebene Empfehlung für Dosierungen oder die Beachtung von Kontraindikationen gegenüber der Angabe in diesem Buch abweicht. Eine solche Prüfung ist besonders wichtig bei selten verwendeten Präparaten oder solchen, die neu auf den Markt gebracht worden sind. Jede Dosierung oder Applikation erfolgt auf eigene Gefahr des Benutzers. Autoren und Verlag appellieren an jeden Benutzer, ihm etwa auffallende Ungenauigkeiten dem Verlag mitzuteilen.

Zu diesem Buch

Liebe Eltern!

Wir wissen, daß Sie die Diagnose »Leukämie« oder »bösartiger Tumor« tief getroffen hat. Manche von Ihnen glaubten Ihr Kind sofort verloren, andere hofften auf Verwechslung der Befunde, wieder andere verdrängten die Diagnose, weil sie sie nicht glauben wollten. Sie alle haben eine Zeit der Verzweiflung, eine Zeit der Auflehnung gegen Ihr Schicksal – warum gerade mein Kind? – und schließlich die Zeit der wiederaufkeimenden Hoffnung kennengelernt. Erst diese *berechtigte Hoffnung* hat Ihnen die Kraft gegeben, den Kampf gegen die Erkrankung aufzunehmen, die *heute in sehr vielen Fällen heilbar* ist.

Sie alle haben der Behandlung Ihres Kindes zugestimmt, weil wir Ihnen sagen mußten, daß die Krankheit Ihres Kindes *ohne* Behandlung tödlich ist. Wir haben Ihnen sogar gesagt, daß die Behandlung als solche Gefahren mit sich bringen kann, und Sie haben sich dennoch entschlossen, mit uns den Kampf um das Leben Ihres Kindes aufzunehmen.

Sie alle haben oder hatten Angst, Angst um das Leben Ihres Kindes, Angst vor all den medizinischen Prozeduren, Angst vor der Verantwortung, wenn Sie Ihr Kind endlich wieder zu Hause haben, Angst vor den Kontrolluntersuchungen, Angst, daß es trotz aller Bemühungen schiefgehen könnte. Auf Sie alle kamen oder kommen die gleichen Fragen zu: Wie halten wir unser Kind im Krankenhaus bei Laune? Wie helfen wir unserem Kind, die Angst vor den vielen Stichen zu überwinden? Was sagen wir ihm über seine Krankheit? Was sagen wir unseren gesunden Kindern, den Verwandten, Freunden, Nachbarn? Wie soll unser Kind die Schule schaffen, wenn es so viel fehlt? Freunde raten, einen anderen Arzt aufzusuchen oder auch den Homöopathen. Der Arzt an der Klinik aber scheint sich sicher, daß seine Behandlung richtig ist. Wem sollen wir glauben? Fragen über Fragen also, die Sie, die Eltern, sich stellen, während Sie sich um Ihr krankes Kind, um Ihre gesunden Kinder, um Haushalt, Beruf und Ehepartner kümmern, während Sie auch mit sich selbst als Problem beschäftigt sind.

Liebe Eltern, Sie verstehen sicher schon, wie es zu diesem Buch gekommen ist. Die Fragen, die Sie sich selbst und den Ärzten stellen, sind uns bekannt. Wir haben uns daher im *ersten* und *zweiten* Teil des Buches bemüht, Ihnen zu erklären, warum welche Untersuchungen an Ihrem Kind durchgeführt werden, wie man zu einer Diagnose kommt und welche Möglichkeiten der Behandlung grundsätzlich und speziell für die Krankheit Ihres Kindes zur Verfügung stehen. Wir haben auch versucht, jene Fragen zu beantworten, die Sie nach unserer Erfahrung immer wieder stellen.

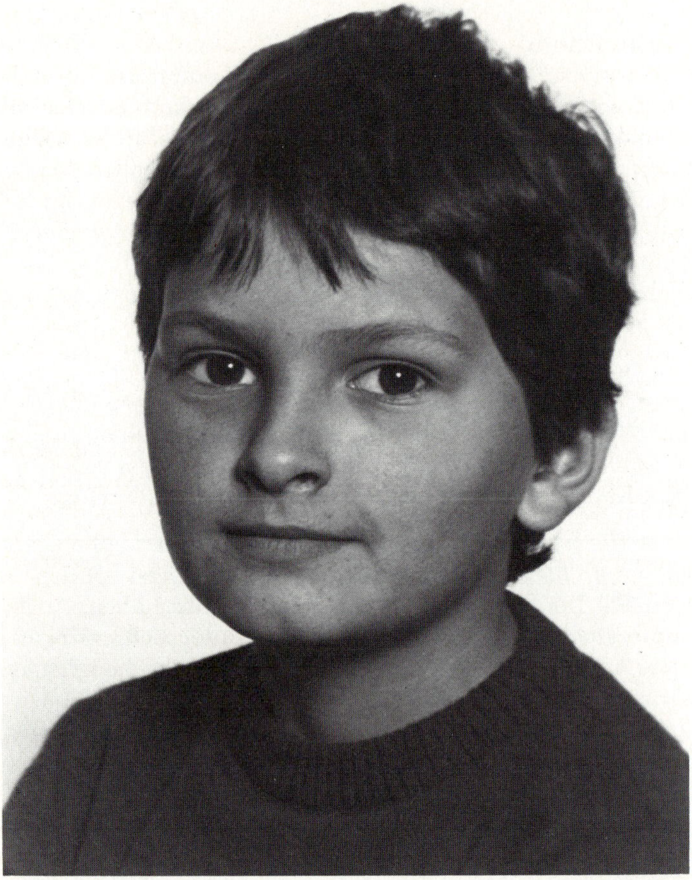

Der kleine K., in der Zwischenzeit fast 19 Jahre alt geworden, war 14 Monate alt, als wir bei ihm eine akute lymphatische Leukämie diagnostizieren mußten. Ende Juli 1974, 5 Wochen nach Diagnosestellung, war er in »Remission«, und im Juni 1977 war die Behandlung abgeschlossen. 14 Monate später mußten wir den Eltern sagen, daß wir einen Rückfall gefunden haben. Seit Oktober 1980 ist K. zum zweiten Mal außer Therapie, und es geht ihm blendend. Seinen Eltern danken wir für ihr jahrelanges Vertrauen und für die Erlaubnis, sein Foto zu verwenden, um Eltern anderer Kinder, wie wir hoffen, Mut zu machen.

Fallweise wird der Arzt, der Ihr Kind betreut, anderer Meinung sein als wir. Sprechen Sie mit ihm. Nur *er* kennt die Situation gerade *Ihres* Kindes. Eine allgemein gültige Antwort zur Lösung Ihrer persönlichen Probleme gibt es nicht. Am ehesten können hier Eltern einander helfen. Deswegen haben wir mit Eltern leukämie- oder tumorkranker Kinder gesprochen, einzeln und in Gruppen, und sie werden Ihnen im dritten Teil des Buches sagen, wie sie selbst versucht haben, mit ihren Problemen zurechtzukommen.

Viele Eltern suchen auch Hilfe in Behandlungsansätzen, die der Schulmedizin fremd sind. So haben wir die Gedanken einer anthroposophischen Therapie mit aufgenommen.

Die Großmutter eines unserer Patienten – er ist heute 13 Jahre nach Diagnosestellung gesund und munter – sagte: »Ich habe wochenlang nicht geschlafen, war ein halbes Jahr nicht fähig, über das Kind zu reden. Dann habe ich gedacht, da sind ja noch die anderen Kinder. Wie soll ich da beten, daß ausgerechnet unser Kind wieder gesund wird? Vielleicht gibt es Hoffnung, vielleicht ein neues Mittel. Das hat mich über den Berg gebracht.« Möge Ihnen die Kraft dieser Frau Hilfe sein! Dies wünschen Ihnen

EVA PICHLER – Salzburg
RENATE RICHTER – Erlangen

und die Eltern jener leukämie- oder tumorkranker Kinder, die ihre Erfahrungen in diesem Buch mit Ihnen teilen.

Das erste Eltern-Arzt-Gespräch

Leukämien und bösartige Tumoren sind bei Kindern seltene Erkrankungen. Warum diese Erkrankungen auftreten und warum gerade Ihr Kind erkrankt ist, wissen wir nicht. Sicher wissen wir nur, daß kein Anhaltspunkt besteht, daß irgend jemanden Schuld an dieser Krankheit trifft. Wir wissen, daß Eltern sich mit der Frage der Schuld immer wieder unnötig belasten. Seien Sie versichert, Sie sind *nicht* an der Krankheit Ihres Kindes schuld, wo immer Sie auch, wie jeder andere Mensch im Laufe seines Lebens, Fehler gemacht haben mögen. Die Krankheit Ihres Kindes ist von ganz wenigen Ausnahmen abgesehen nicht erblich. Sie ist auch nicht ansteckend, wie zum Beispiel Masern. Die Möglichkeit der Auslösung mancher Tumorarten durch Viren wird diskutiert, sie ist jedoch weder bewiesen noch ausgeschlossen.

Manche Eltern haben schon mit einer schwerwiegenden Erkrankung gerechnet, bevor ihnen der Arzt die Diagnose eröffnet hat. Manche Eltern machen dem Arzt, der das Kind früher gesehen und behandelt hat, Vorwürfe und meinen, daß dieser die Krankheit zu spät erkannt habe. Dieser Vorwurf ist schwer; verständlich und fast immer *unberechtigt*. Die ersten Krankheitszeichen einer Leukämie oder eines bösartigen Tumors sind zumeist ganz uncharakteristisch und könnten ebenso gut an eine Grippe, Angina, rheumatische Erkrankung, Blinddarmentzündung und vieles andere denken lassen. All diese Erkrankungen sind viel häufiger und dementsprechend eher zu erwarten als eine Leukämie oder ein bösartiger Tumor. Erst im nachhinein sind die in der Regel harmlosen Beschwerden als erstes Anzeichen der malignen Erkrankung zu erkennen.

Ist der Verdacht auf eine Leukämie oder einen bösartigen Tumor einmal aufgekommen, erfolgt eine gründliche Untersuchung. Wird der Verdacht bestätigt, findet das erste ausführliche Gespräch mit Ihnen, den Eltern, statt. Wir sagen Ihnen den Namen der Erkrankung Ihres Kindes, die Diagnose, und erklären sie Ihnen. Wir müssen Ihnen sagen, daß die Krankheit Ihres Kindes unbehandelt tödlich ist.

Wir dürfen Ihnen heute aber auch sagen, daß die Leukämie, der bösartige Tumor, der Krebs im Kindesalter heilbar ist und daß Ihr Kind gute Chancen hat, seine Erkrankung zu überleben, sofern es behandelt wird.

Die Behandlung, die Therapie einer Leukämie oder eines bösartigen Tumors ist naturgemäß eingreifender als die Behandlung harmloser Erkrankungen. An Behandlungsmöglichkeiten stehen Medikamente, vor

Tab. 1 **Schritte zur Diagnose einer Leukämie**, einer bösartigen Lymphknotenerkrankung oder eines Tumors

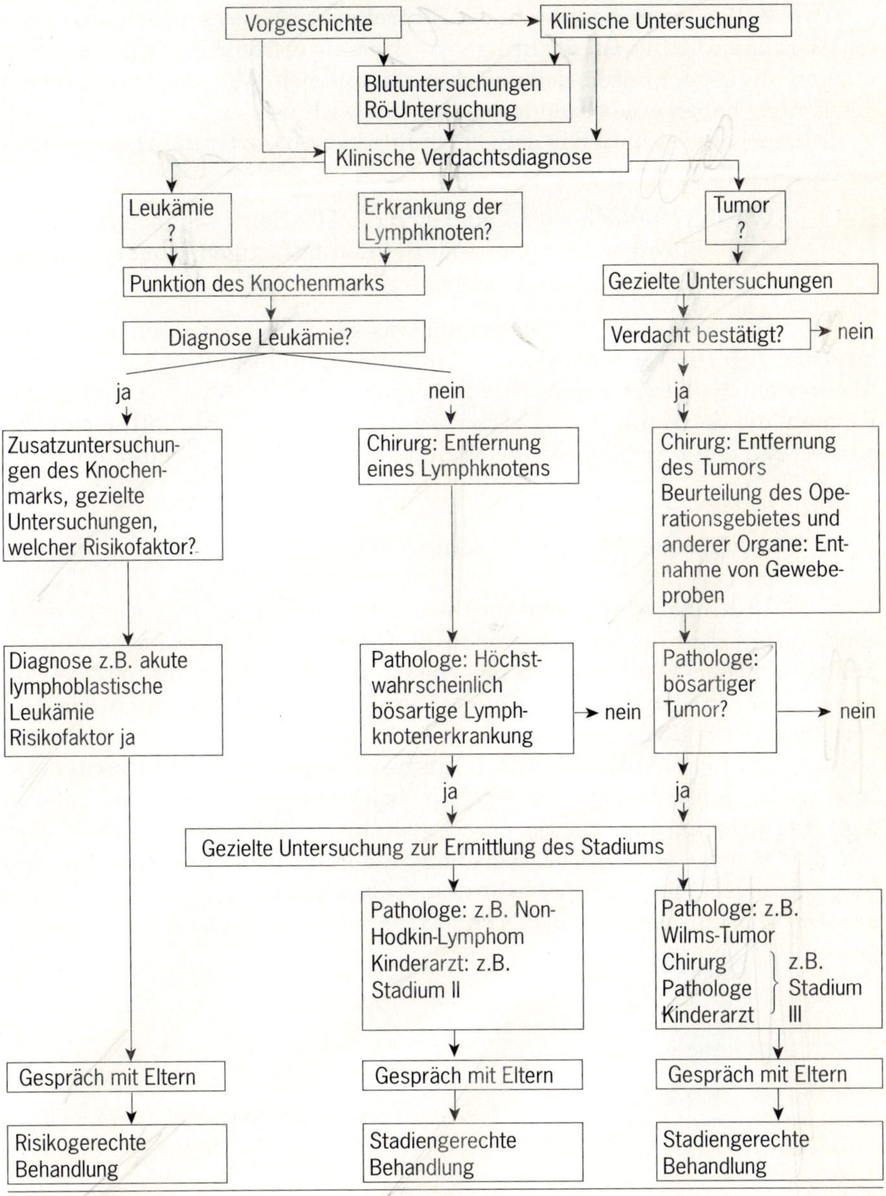

allem die Zytostatika, die Bestrahlung und die Operation zur Verfügung. Natürlich dürfen wir weder von der Bestrahlung noch von den Zytostatika erwarten, daß sie nur die Leukämie- oder Tumorzellen schädigen, ohne auch gesunde Zellen, so insbesondere die Blutzellen im Knochenmark anzugreifen. Wirksame Medikamente bringen auch wenig erfreuliche Begleiterscheinungen, die sogenannten Nebenwirkungen mit sich. Aber gerade die Zellen des Kindes haben eine besondere Fähigkeit, sich wieder zu erholen, so daß unsere Ausgangssituation in der Behandlung von bösartigen Erkrankungen im Kindesalter günstig ist.

Wir dürfen auch sagen, daß sich die Überlebenschancen von Kindern mit einer Leukämie oder einem bösartigen Tumor in einem früher unvorstellbaren Ausmaß gebessert haben.

Was Sie als Eltern jedoch als einziges wirklich wissen wollen, ist natürlich, ob *Ihr* Kind überleben wird, und eben diese Frage können wir leider nicht beantworten. Auch wir können nicht wissen, wie gerade Ihr Kind auf die Behandlung reagieren wird. Wir können Sie nur bitten, mit uns gemeinsam den Kampf gegen die Krankheit Ihres Kindes aufzunehmen.

Die möglichen Erfolge belohnen ihre Energie und Kraft.

6 Jahre nach der ersten Auflage dieses Buches dürfen wir berichten:

13 Kinder, die in diesem Buch direkt oder über ihre Eltern sprechen, haben ihre Behandlung vor 8–13 Jahren abgeschlossen. Sie führen heute als 15- bis 26jährige Erwachsene ein altersgemäßes Leben. Zwei von ihnen sind in medizinischen Berufen tätig, einer ist Architekt geworden. Ein bei Diagnose 3jähriger Bub studiert Jura, eine ehemals 5jährige besucht eine berühmte Schauspielschule. 3 unserer ehemals kleinen Patienten haben ihre Lehren abgeschlossen, 3 gehen noch in die Schule und einer hat sich nachträglich zum Abitur entschlossen. Offenbar hat bei seinen Berufswünschen »Chirurg« oder »Operationsdiener« der Berufswunsch Chirurg den Sieg davongetragen. Ein bei schwerster Erkrankung 9jähriges Mädchen, das ihre Therapie besonders schlecht ertragen hat, ist heute Mutter von zwei gesunden Kindern.

Wie kommt man zur Diagnose Leukämie oder Tumor?

Sie haben Ihr Kind in die Klinik gebracht, da Sie selbst an ihm Krankheitszeichen (Symptome) beobachtet haben, die Sie oder Ihr Arzt nicht oder nicht mehr mit einem der üblichen Infekte oder einer harmlosen Kinderkrankheit in Einklang bringen konnten. Diese Beschwerden können seit Tagen oder seit Wochen bestanden haben, sie können aber auch beunruhigend rasch aufgetreten sein. Sie selbst halten es für denkbar, daß es sich um eine ernstere Erkrankung handeln könnte, Ihr Arzt drängt auf eine genaue Untersuchung, eine Durchuntersuchung Ihres Kindes (Tab. 1, S. 17).

Aufgrund der Vorgeschichte Ihres Kindes (Anamnese) und der körperlichen Untersuchung kommen eine Reihe von Krankheiten in Frage, die Ihr Kind theoretisch haben könnte. Diese reichen von harmlosen Erkrankungen bis hin zur Möglichkeit einer bösartigen Erkrankung. Um weitere Anhaltspunkte zu bekommen, machen wir Untersuchungen aus dem Blut und auch Röntgenaufnahmen. Die Ergebnisse dieser Untersuchungen führen gemeinsam mit Vorgeschichte und klinischen Befunden zu einer klinischen *Verdachtsdiagnose*. Abhängig von der Art dieser klinischen Verdachtsdiagnose werden nun *gezieltere Untersuchungen* eingesetzt. Wenn wir z. B. an eine Leukämie denken, machen wir eine für diese Diagnose ausschlaggebende Knochenmarkspunktion. Stehen z. B. vergrößerte Lymphknoten im Vordergrund (und ist das Knochenmark ganz oder weitgehend in Ordnung), wird der Chirurg – Ihr Einverständnis vorausgesetzt – einen Lymphknoten herausnehmen. Der Pathologe untersucht die feingewebliche Struktur des Lymphknotens unter dem Mikroskop. Besteht der Verdacht auf einen Tumor, können wir ebenfalls nur mit der Hilfe des Chirurgen und des Pathologen zu einer Diagnose kommen. Der Chirurg entfernt den Tumor entweder ganz (Radikaloperation) oder so weitgehend, als dies ohne Gefährdung des Lebens des Kindes möglich ist. Darüber hinaus beurteilt er die Lage und Ausdehnung des Tumors und stellt fest, ob das den Tumor umgebende Gewebe, Lymphknoten oder andere Organe mitbefallen sind. Um sicherzugehen, entnimmt er auch einzelne Lymphknoten und kleine Gewebeproben aus verschiedenen Organen, damit diese vom Pathologen histologisch, also auf ihre feingewebliche Struktur hin, untersucht werden können. Die endgültige Diagnose kann nur der Pathologe aufgrund der histologischen Untersuchung stellen. Dafür braucht er einige Zeit. Diese Zeit des Wartens auf den histologischen Befund wird für weitere gezielte Untersuchungen verwandt. Die Art der Untersuchungen hängt von der vermuteten Krankheit ab. Die Ergebnisse dieser Untersuchungen sowie die Beurteilung des Chirurgen und Pathologen ergeben das Erkrankungsstadium (Ausmaß der Erkrankung), das wir Ärzte kennen müssen, um die richtige Behandlung auszuwählen.

Dies soll anhand eines Kindes mit einem Bauchtumor, hier Wilms-Tumor, erläutert werden (Tab. 2):

Die Eltern erzählen dem Kinderarzt zum Beispiel, daß der Bauchumfang ihres Kindes in der letzten Zeit etwas zugenommen hat und daß der Harn blutig war. Der Kinderarzt untersucht das Kind, denkt an die Möglichkeit eines Nierentumors (Wilms-Tumor), macht eine Ultraschalluntersuchung und läßt eine intravenöse Pyelographie (Kontrastmitteluntersuchung der Niere) durchführen. Das Röntgenbild (Abb. 1) bestätigt den Verdacht. Die Thoraxaufnahme ist unauffällig, d.h. es findet sich kein Hinweis für Tochtergeschwülste (Metastasen) in der Lunge. Der Kinderchirurg entfernt die vom Tumor erfaßte Niere mit der ganzen Tumorkapsel (Tab. 2): (Präparat Nr. 1). Er besichtigt und betastet die Umgebung des Tumors und entnimmt an einer Stelle eine Gewebeprobe (Präparat Nr. 2). Er entfernt (in unserem Beispiel) drei ihm unauffällig erscheinende Lymphknoten (Präparat Nr. 3 bis 5) und setzt an jene Stellen, an denen er Gewebe bzw. Lymphknoten entfernt hat, Klips, um den nachbehandelnden Strahlentherapeuten anzuzeigen, wo die entfernten Lymphknoten gelegen waren. Dann begutachtet er die übrigen Organe, so insbesondere auch die Leber und findet, in unserem Beispiel, keinen Hinweis für Tochtergeschwülste. Die Präparate werden vom Pathologen untersucht, der Verdacht auf die Diagnose Wilms-

Tab. 2 Diagnostische Zusammenarbeit (am Beispiel Wilms-Tumor)

Eltern: Vorgeschichte		
↓		
Kinderarzt:		**Kinderchirurg:**
Nierentumor, keine Lungenmetastasen	→	1. Nierentumor mit Niere radikal entfernt Tumorkapsel unverletzt (Präparat Nr. 1) 2. PE aus tumornaher Stelle (Präparat Nr. 2) 3. Entfernung von drei unverdächtigen Lymphknoten (Präparat Nr. 3, 4, 5)
		↓ ↑
Wilms-Tumor Zytostatikatherapie	←	**Pathologie:**
	←	1. Wilms-Tumor »üblicher« Histologie im Gesunden entfernt Tumorkapsel unverletzt (Präparat Nr. 1)
Wilms-Tumor Stadium III Günstige Histologie		2. Präparat Nr. 2 tumorfrei 3. Präparat Nr. 3 und 4: von Tumor befallen Präparat Nr. 5: kein Tumor nachweisbar
↓		↑
Zytostatikatherapie +	←	**Strahlentherapeut**
Radiotherapie	→	Radiotherapie

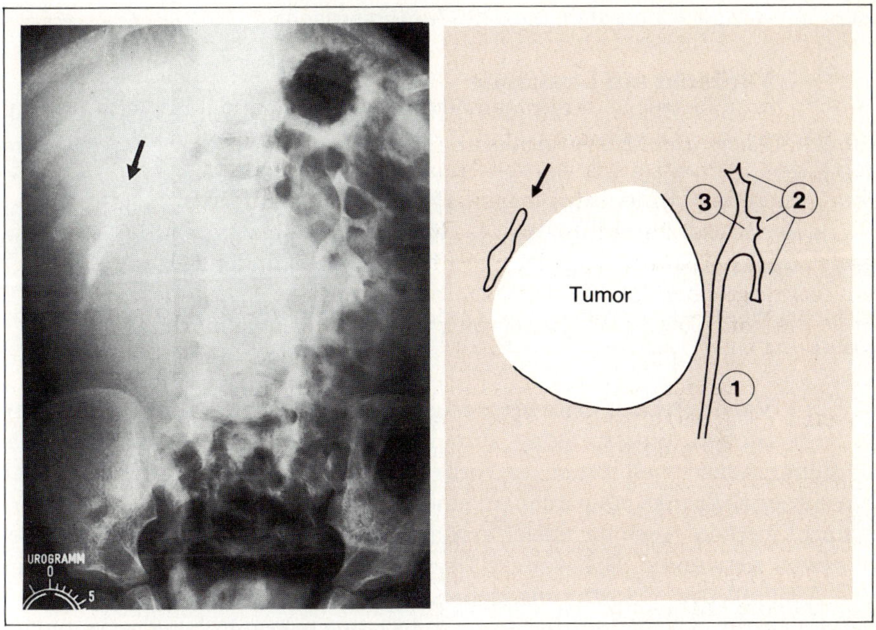

Abb. 1 »Verschattung« im Röntgenbild, die einem Tumor entspricht. Bei der intravenösen Pyelographie hat sich die linke Niere normal dargestellt. Der linke Harnleiter (1) ist sichtbar. Die Nierenkelche (2) und das Nierenbecken (3) sind links gut dargestellt; rechts durch den in der Niere gelegenen Tumor so massiv verformt; daß man sie nicht erkennen kann (siehe Skizze). Es handelt sich um einen Wilms-Tumor.

Tumor bestätigt. Er bestätigt auch die schon während der Operation gemachte Beobachtung, daß die Tumorkapsel unverletzt geblieben ist. An der Stelle, an der die erste Gewebeprobe entnommen wurde (Präparat Nr. 2), kann er keinen Hinweis für einen Tumor finden. Jedoch sind zwei der drei bei der Operation unauffällig erscheinenden Lymphknoten vom Tumor befallen.

Kinderchirurg und Pathologe teilen einander sowie dem Kinderarzt und Strahlentherapeuten ihre Befunde mit. Aufgrund dieser Befunde und der Ergebnisse der übrigen Untersuchungen wird in diesem Beispiel das Stadium III eines Wilms-Tumors (s. S. 98) diagnostiziert und der Behandlungsplan erstellt.

Gezielte Untersuchungen bei Tumorverdacht

Verdacht auf Leukämie

Stehen Blässe, Müdigkeit, Hautblutungen, Lymphknotenschwellungen, Leber- und Milzvergrößerung (oder nur einige dieser Merkmale) im Vordergrund, erfolgt als nächste Untersuchung die *Knochenmarkspunktion*. Sie ist für die Diagnose Leukämie entscheidend. Wird der Verdacht bestätigt, werden die Blutzellen des Knochenmarks weiter untersucht, um den Leukämietyp festzulegen.

Weitere Untersuchungen sind notwendig, um das Ausmaß der Erkrankung zu erkennen (s. S. 75ff.).

Verdacht auf eine bösartige Erkrankung der Lymphknoten

Stehen ausgeprägte, zumeist schon längere Zeit bestehende Lymphknotenschwellungen im Vordergrund, muß nach Ausschluß vieler harmloser Erkrankungen auch an eine bösartige Lymphknotenerkrankung gedacht werden. Auch bei dieser Verdachtsdiagnose ist eine *Knochenmarkspunktion* notwendig. Die weitere Durchuntersuchung soll Aufschluß über das Ausmaß der Erkrankung geben. Vor Therapiebeginn muß der Arzt wissen, ob nur der jetzt entfernte Lymphknoten erkrankt ist oder ob andere Organe wie Milz und Leber oder Lymphknoten im Brustkorb oder der Bauchhöhle mitbetroffen sind.

Die Ultraschalluntersuchung und Computertomographie des Bauches und Thorax und eine Kontrastmitteluntersuchung der Nieren (intravenöse Pyelographie) können diese Frage beantworten helfen.

Bestätigt der Pathologe den Verdacht auf eine bösartige Erkrankung der Lymphknoten, handelt es sich in den meisten Fällen um ein Non-Hodgkin- (s. S. 90ff.) oder um ein Hodgkin-Lymphom (s. S. 94).

Verdacht auf einen Tumor im Bauch (Abdomen)

Hat der Arzt bei der Untersuchung des Bauches etwas Abnormes getastet, werden eine Ultraschalluntersuchung und ein Röntgenbild angefertigt. Ist im Röntgenbild an der Stelle des tastbaren Gebildes eine »Verschattung« sichtbar (Abb. 1), ist der Verdacht auf einen Tumor erhärtet. Als nächstes wird eine Kontrastmitteldarstellung der Nieren durchgeführt, um eine Verformung der Niere (z.B. Wilms-Tumor) oder eine Verlagerung der Niere (z.B. durch ein Neuroblastom) zu erkennen. Weitere Untersuchungen, wie Computertomographie, Kontrastmitteldarstellungen der Blutgefäße (Angiographie, selektive Angiographie), Kernspintomogramm können nötig werden, um dem Kinderchirurgen schon vor der Operation ein mög-

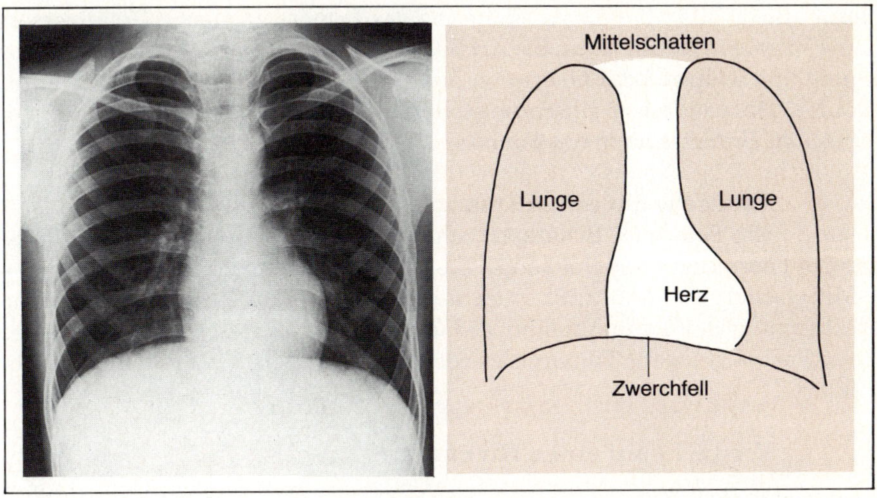

Abb. 2 Normales Thoraxröntgen. Der weiße Bereich entspricht dem Mittelschatten. Diesem entsprechen auf dem Röntgenbild Herz, Thymus (Bries), Lungenstiel, also die Ein- und Austrittsstellen von Blut und Lymphgefäßen in der Lunge sowie Lymphknoten, Speiseröhre, Luftröhre u. a. Einzelheiten.

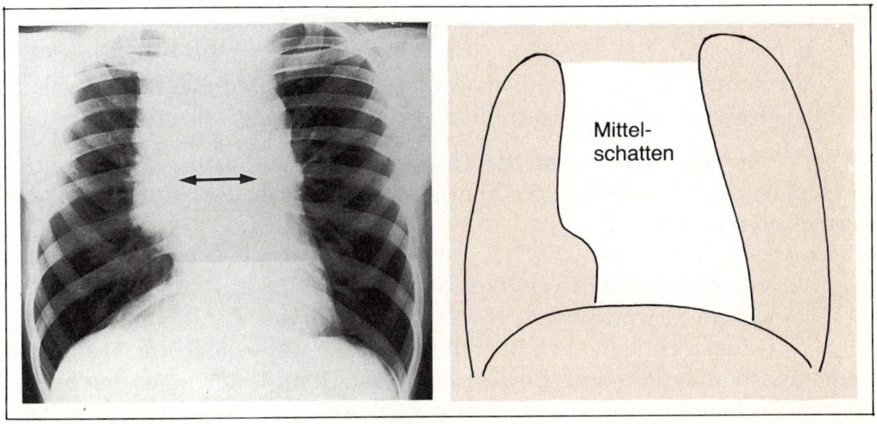

Abb. 3 Deutliche Verbreiterung des Mittelschattens (Pfeil), in diesem Fall auf ein Lymphogranulom zurückzuführen.

lichst klares Bild über die Ausdehnung des Tumors und seine Gefäßversorgung zu geben. Häufig kann die Art des Tumors schon bei der Durchuntersuchung und während der Operation mit hoher Wahrscheinlichkeit vermutet werden. Die endgültige Diagnose stellt jedoch der Pathologe nach der histologischen Untersuchung des Tumors.

Verdacht auf einen Tumor im Brustkorb (Thorax)

Ein Tumor im Brustkorb zeigt sich bei der ersten Röntgenaufnahme des Thorax als »Verschattung«. Liegt diese im Bereich des Mediastinums (»Mittelschatten«, Abb. 2, 3), muß in erster Linie an Leukämie oder eine Erkrankung der Lymphknoten gedacht werden. An anderen Stellen des Brustkorbes gelegene Tumoren werden durch weitere Untersuchungen abgeklärt.

Verdacht auf einen Hirntumor

Stehen Kopfschmerzen, Erbrechen, Gangstörungen, Doppelbilder und andere Sehstörungen im Vordergrund, muß ein Hirntumor ausgeschlossen werden. Ursache der Beschwerden ist oft ein gesteigerter Druck im Innern der knöchernen Schädelkapsel. Rein mechanisch ist das gut verständlich: Wächst ein Tumor innerhalb der Schädelkapsel, so entsteht Platzmangel (Abb. 4, S. 25). Beim Säugling, bei dem die Schädelnähte noch nicht geschlossen sind, weichen die Schädelknochen auseinander, die große Fontanelle wölbt sich vor. Der Säugling bekommt einen größeren Kopf. Beim älteren Kind hingegen, bei dem die Schädelnähte schon geschlossen sind, können diese als Folge des erhöhten Druckes »gesprengt« werden. Die Nahtsprengung ist im Röntgenbild sichtbar. Eine Untersuchung des Augenhintergrundes (Fundus) ist eine weitere Möglichkeit, eine Erhöhung des Druckes im Inneren der Schädelkapsel festzustellen. Normalerweise liegt der Augenhintergrund in gleicher Ebene mit seiner Umgebung. Ist der Druck im Schädel erhöht, wird der Augenhintergrund vorgewölbt (Stauungspapille).

Um festzustellen, wo der Tumor gelegen ist, folgen weitere Untersuchungen, so insbesondere die Computertomographie des Schädels und ein Kernspintomogramm.

Verdacht auf einen Tumor im Wirbelkanal (Rückenmarkskanal, Spinalkanal)

Gangstörungen, Schmerzen im Rücken, die auch in Arme oder Beine ausstrahlen können, Bewegungs- oder Gefühlsstörungen bis hin zu Lähmungen der Extremitäten müssen auch an einen im Wirbelkanal gelegenen (intraspinalen) Tumor denken lassen. Das Rückenmark ist wie das Gehirn von Flüssigkeit (Liquor) und Knochen umgeben. Nach vorne schüt-

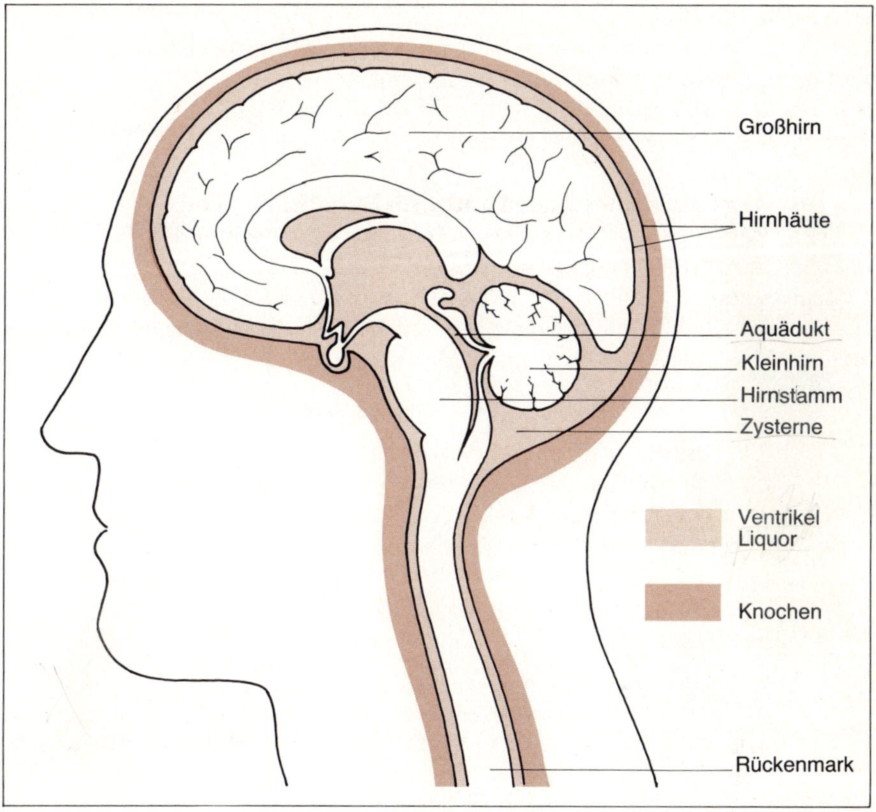

Abb. 4 Längsschnitt durch Gehirn und Rückenmark. Gehirn und Rückenmark sind durch Knochen, Hirnhäute und Liquor nach außen geschützt. Der Liquor wird im Hohlraumsystem des Gehirns erzeugt und umfließt Hirn und Rückenmark.

zen die Wirbelkörper, nach hinten die Wirbelbögen mit den Dornfortsätzen (Abb. 5). Ein Tumor im Wirbelkanal muß somit ebenso wie ein Hirntumor zu Platzmangel führen. Der Tumor drückt auf das Rückenmark und die abgehenden Nervenwurzeln und sollte umgehend behandelt werden. Voraussetzung ist die exakte Lokalisation des Tumors, die mit Hilfe der neurologischen Untersuchung, der Computertomographie der Wirbelsäule oder dem Kernspintomogramm und der Myelographie erfolgt (Abb. 7, S. 32).

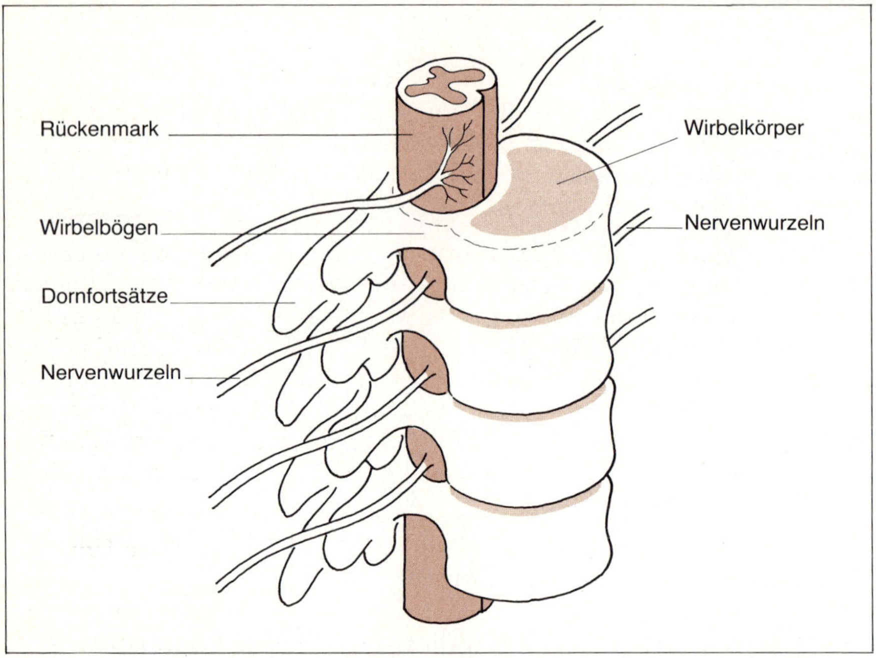

Abb. 5 Das Rückenmark liegt von Knochen geschützt in einem Kanal (Wirbelkanal, Rückenmarkskanal). Dieser Kanal wird von den Wirbelbögen gebildet. Davor liegen die Wirbelkörper, dahinter die Dornfortsätze. Durch die seitlichen Löcher im Wirbelkanal treten Nervenwurzeln aus.

Verdacht auf einen Knochentumor

Knochentumoren machen sich durch ganz uncharakteristische Beschwerden bemerkbar. Eine Schwellung und bei Schmerzen eine Schonhaltung sind die häufigsten Anzeichen. Nicht selten wird ein Tumor im Rahmen einer harmlosen Verletzung, die sicher *nicht* die Ursache des Tumors ist, anläßlich einer Röntgenuntersuchung entdeckt. Um einen weiteren Tumorherd auszuschließen, wird eine Knochenszintigraphie durchgeführt. Ob es sich um einen gutartigen oder bösartigen Tumor oder um einen entzündlichen Prozeß handelt, kann häufig erst nach der Untersuchung des Gewebes durch den Pathologen gesagt werden.

Erklärung der wichtigsten Untersuchungsmethoden

Angiographie

Die Angiographie dient der Darstellung des genauen Verlaufes von Blutgefäßen, den der Chirurg vor manchen Operationen kennen muß. Um das Gefäß im Röntgenbild sichtbar zu machen (Abb. 21, S. 104), muß ein Kontrastmittel gespritzt werden.

Bei einer *selektiven* Angiographie wird ein bestimmtes (selektiertes), der Situation entsprechend ausgewähltes Gefäß durch Kontrastmittel dargestellt. Diese Untersuchung wird zum Beispiel dann durchgeführt, wenn der Chirurg die Gefäßversorgung des Tumors vor der Operation kennen muß. Es wird ein Katheter durch ein großes Gefäß, z. B. die Bauchschlagader, vorgeschoben und in jenes Gefäß, das man gezielt füllen will, eingeführt. Erst dann wird das Kontrastmittel gespritzt, wodurch zum Beispiel nach einer Füllung der Nierenarterie alle Aufzweigungen der Nierengefäße sichtbar werden.

Das Kind spürt nur den Einstich in die Vene, da diese Untersuchung nahezu immer in Narkose durchgeführt wird.

Augenhintergrunduntersuchung (Fundusuntersuchung)

Diese Untersuchung dient der Beurteilung des Augenhintergrundes und ist völlig schmerzlos. Die Pupille wird durch Eintropfen eines Medikamentes erweitert. Durch die erweiterte Pupille kann der Augenhintergrund mit einem Augenspiegel beurteilt und können Fragen, z. B. nach einer Stauungspapille oder einer Blutung, beantwortet werden. Anschließend sehen die Kinder einige Stunden etwas verschwommen und können schlecht lesen.

Blutbild

Das Kind wird in die Fingerbeere (eventuell ins Ohrläppchen) gestochen. Aus der Stichstelle wird Blut entnommen, das unter dem Mikroskop untersucht wird. Es werden die roten Blutkörperchen (Erythrozyten), die weißen Blutkörperchen (Leukozyten) und die Blutplättchen (Thrombozyten) gezählt und der Färbegehalt (Hämoglobingehalt, Hb) der roten Blutkörperchen bestimmt. Außerdem wird ein Tropfen Blut auf ein Glas, einen sogenannten Objektträger gegeben und mit einem zweiten Glas ausgestrichen. Der Blutausstrich wird gefärbt. Nach der Färbung kann man die einzelnen Blutkörperchen unter dem Mikroskop sehen und beurteilen, differenzieren, daher Differentialblutbild, abgekürzt »Diff.«

Blutsenkung

Es wird etwas Blut aus der Vene (manchmal auch aus der Fingerbeere) entnommen, durch eine Flüssigkeit ungerinnbar gemacht und in einem Glasröhrchen mit einer Meßskala aufgestellt. Normalerweise sinken die Blutkörperchen etwas ab. Das Ausmaß der Senkung der Blutkörperchen wird nach einer und nach zwei Stunden abgelesen. Sinken die Blutkörperchen rascher als der Norm entspricht, sprechen wir von einer erhöhten, hohen oder beschleunigten Senkung, als deren Ursache banale Infekte, entzündliche Erkrankungen aber auch eine Leukämie oder bösartige Tumoren in Frage kommen.

Computertomographie (CT)

Die Computertomographie ist eine Röntgenmethode, mit der man Querschnitte des Menschen (z. B. Kopf, Bauch) in verschiedenen Höhen oder Schichten (Tomographie) abbilden kann. Die Röntgenstrahlen werden auf ihrem Weg durch die Schicht des Körpers, die gerade untersucht wird, durch Organe oder auch durch einen Tumor abgeschwächt. Das Ausmaß dieser Abschwächung der Strahlen (der Abschwächung der Strahlenintensität) wird von einem Computer errechnet, aufgezeichnet und erscheint dann auf einem Fernsehschirm.

Das Kind wird in ein großes röhrenartiges Gebilde gelegt und langsam durch einen großen Apparat geschoben. Dabei werden die Schichten fotografisch dargestellt.

Die Untersuchung ist nicht schmerzhaft. Gelegentlich muß jedoch ein Kontrastmittel in die Vene gespritzt werden, damit einzelne Organe besser dargestellt werden können. Das Kind muß während der einzelnen Aufnahmen ruhig bleiben, damit diese nicht verwackeln. Bei kleinen, unruhigen oder besonders ängstlichen Kindern kann deswegen eine Narkose nötig werden.

Elektroenzephalographie (EEG)

Das Wort Elektroenzephalographie kommt aus dem Griechischen und heißt soviel wie Aufschreiben der elektrischen Vorgänge im Gehirn. Die Tätigkeit der Gehirnzellen ist (wie auch die Tätigkeit des Herzmuskels, siehe EKG) von feinsten elektrischen Vorgängen begleitet, die mit Hilfe des EEG-Apparates aufgezeichnet werden. Das EEG kann dem Arzt helfen, herauszufinden, ob Entzündungen, eine Blutung oder auch ein Tumor vorliegen.

Vor der Untersuchung werden kleine »Knöpfe« (Elektroden) mit Gummibändern am Kopf des Kindes befestigt. Dann legt sich das Kind auf ein Bett und soll ca. 30 Min. ruhig, entspannt und mit geschlossenen Augen liegen bleiben. Nach einiger Zeit wird das Kind aufgefordert, die Augen kurz zu öffnen und tief zu atmen. Als Abschluß der Untersuchung folgt ein »Flackerlicht« (das Licht wird sehr schnell ein- und ausgeschaltet).

Die Untersuchung ist nicht schmerzhaft, jedoch muß das Kind ganz ruhig liegen bleiben, da das EEG sonst nicht ausgewertet werden kann. Säuglinge und sehr unruhige Kinder bekommen vor der Untersuchung Schlaftropfen oder ein Zäpfchen zur Beruhigung.

Elektrokardiographie (EKG)

Das Wort Elektrokardiographie kommt aus dem Griechischen und heißt soviel wie Aufschreiben der elektrischen Vorgänge im Herzmuskel. Da diese elektrischen Ströme sehr gering sind, werden sie durch den EKG-Apparat verstärkt. Der Spannungsunterschied wird in Form von Kurven aufgezeichnet. Dabei dienen Arme und Beine gleichsam als Verlängerungskabel des Herzens. Knapp über den Hand- und Fußgelenken und über dem Herzen werden Elektroden befestigt und mit Hilfe von bunten Kabeln mit dem EKG-Apparat verbunden.

Die Untersuchung ist nicht schmerzhaft, jedoch müssen die Kinder auch bei dieser Untersuchung ruhig liegen bleiben.

Intravenöse Pyelographie (IVP)

Das Kind verspürt nur den Einstich in die Vene, durch die ein im Röntgenbild erkennbares Kontrastmittel gespritzt wird. Das Kontrastmittel wird durch die Nieren ausgeschieden, so daß auf dem Röntgenbild Lage und Form der Nieren, Nierenkelche, Nierenbecken, aber auch die Harnleiter und die Harnblase erkennbar werden (s. Abb. 1, S. 21).

Katecholaminbestimmung

Die Katecholamine sind die von Nebennierenmark gebildeten Hormone und ihre Abbauprodukte, die im Harn ausgeschieden werden. Um die Menge dieser Abbauprodukte zu erfassen, wird der Harn über 24 Stunden in einem Gefäß mit etwas Salzsäure gesammelt und dann in ein Speziallaboratorium geschickt.

Kernspintomogramm:

Entspricht der Untersuchung im Computertomographen, die Messung erfolgt in einem Magnetfeld. Das Kind sollte daher Metallkettchen und Ringe ablegen.

Das Bild ist so genau wie in einem anatomischen Atlas.

Knochenmarkpunktion (KMP)

Diese Untersuchung erfolgt unter örtlicher Betäubung (Lokalanästhesie) oder in Allgemeinnarkose. Falls sie unter Lokalanästhesie durchgeführt wird, spürt das Kind den Einstich zur örtlichen Betäubung und manchmal einen sehr kurz dauernden Schmerz, wenn das Knochenmark angesaugt wird. Zumeist erfolgt die Punktion am Beckenkamm, bei Säuglingen am Schienbein, bei Jugendlichen eventuell am Brustbein. Zuerst wird mit einer dünnen Nadel ein örtliches Betäubungsmittel gespritzt. Nach kurzer Zeit wird eine Punktionsnadel in den Knochen gedrückt. Knochenmark wird dann wie Blut (siehe Blutbild) auf Objektträger ausgestrichen und untersucht.

Lumbalpunktion (LP)

Diese Punktion wird von Kindern und auch von Erwachsenen als sehr unangenehm empfunden, weil sie notwendigerweise am Rücken durchgeführt werden muß und man nicht zuschauen kann. Nach Aussage älterer Kinder tut sie so weh wie ein Stich in die Vene. Die Punktion dient der Gewinnung von Liquor, der auf seine Zellen, Eiweiß und Zucker untersucht wird. Außerdem kann nach der Punktion ein Medikament, z. B. Methotrexat oder ein Kontrastmittel (wie z.B. bei der Myelographie) gespritzt werden. Die Punktionsnadel wird knapp über dem Beckenkamm zwischen zwei

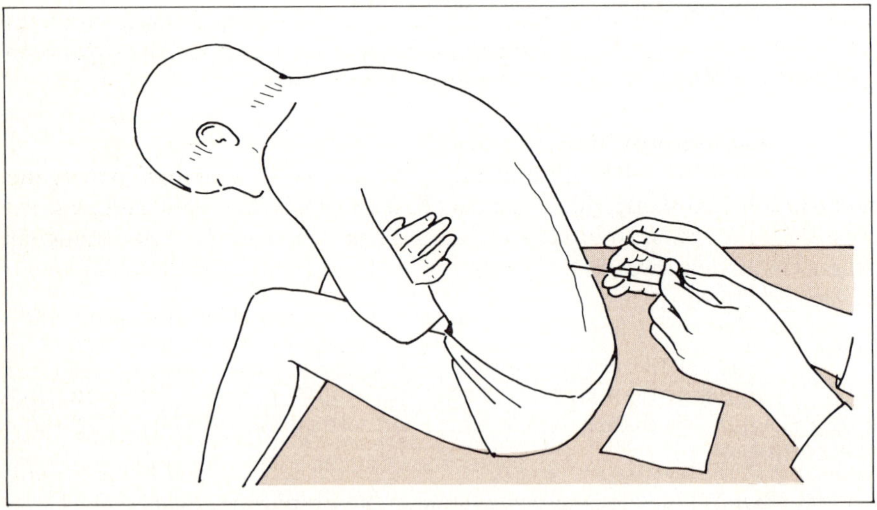

Abb. 6 Stellung des Kindes bei einer Lumbalpunktion

Dornfortsätzen in den Wirbelkanal eingeführt. Die Untersuchung wird entweder im Liegen oder Sitzen durchgeführt, wobei der Rücken rund oder gekrümmt sein soll. Um diese Stellung zu erzielen, wird das Kind mit stark nach vorne und unten gebeugtem Kopf gehalten (Abb. 6). Nach der Punktion sollen die Kinder liegen. Erfahrungsgemäß haben Kinder nach einer LP viel geringere Beschwerden als Erwachsene.

Myelographie

Es wird hierbei im Anschluß an eine Lumbalpunktion oder seltener nach einer Subokzipitalpunktion ein Kontrastmittel in den Wirbelkanal gespritzt. Die Untersuchung wird bei Kleinkindern häufig in Allgemeinnarkose durchgeführt, da sie meist längere Zeit in Anspruch nimmt. Das Kind wird in Bauchlage auf einen Kipptisch gelegt. Fließt das Kontrastmittel nicht weiter, muß als Ursache des »Kontrastmittelstopps« an die Möglichkeit eines Tumors gedacht werden (Abb. 7, S. 32). Auch nach dieser Untersuchung sollen die Kinder einige Stunden liegen.

Röntgenuntersuchung

Diese ist, wenn kein Kontrastmittel gespritzt werden muß, schmerzlos und kann dem Kind am besten als »Fotografiertwerden« erklärt werden.

Subokzipitalpunktion

Die Untersuchung dient dem gleichen Zweck wie die Lumbalpunktion (s. dort). Der Einstich erfolgt bei der Subokzipitalpunktion ganz knapp unterhalb der Hinterhauptschuppe, d.h. im obersten Anteil des Nackens, genau in der Mitte.

Szintigraphie

Mit Hilfe dieser Untersuchung können die Größe einzelner Organe, so z.B. von Leber oder Milz, bestimmt, Tochtergeschwülste (Metastasen), z.B. in der Leber oder im Knochen, entdeckt und die Funktion einzelner Organe beurteilt werden.

Es wird eine Flüssigkeit, in der eine radioaktive Substanz gelöst ist, in die Vene gespritzt. Die radioaktive Substanz wird in dem Organ, das untersucht werden soll, zum Beispiel in der Leber, aufgefangen und vorübergehend gespeichert. Um das Ausmaß und die Verteilung der Speicherung zu erkennen, wird ein geigerzählerähnliches Gerät verwendet. Das Ergebnis wird als Bild auf einem Bildschirm dargestellt und kann so beurteilt werden.

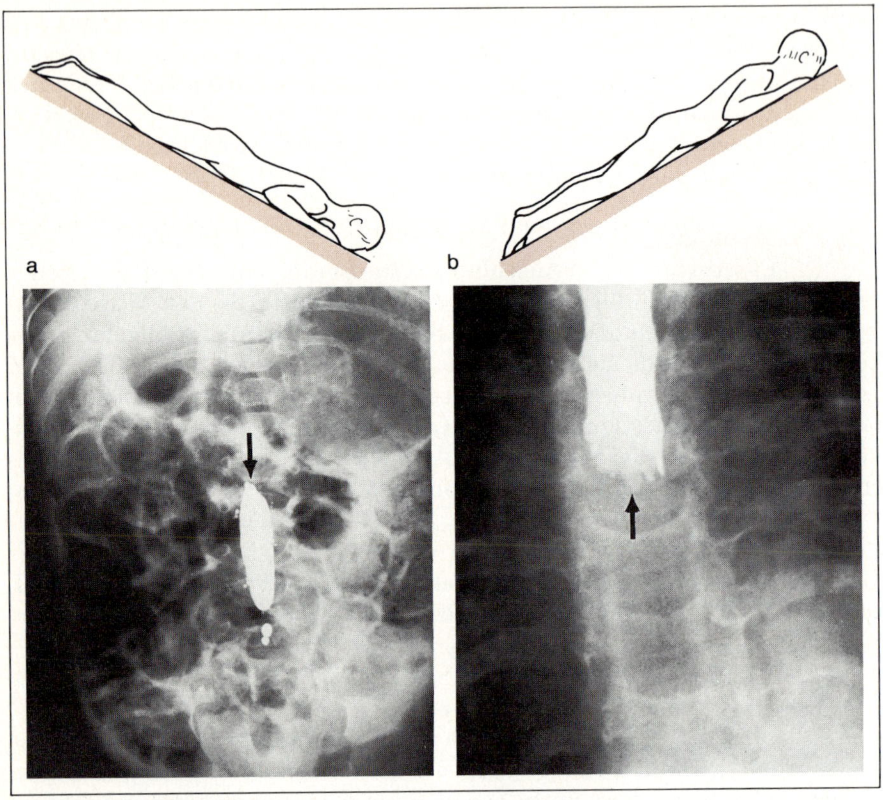

Abb. 7 Kontrastmitteldarstellung des Rückenmarkkanals (Myelographie).

a) Das Kontrastmittel wurde nach einer Lumbalpunktion in den Rückenmarkskanal gespritzt. Das Kind liegt in Kopftieflage auf dem Kipptisch, aber das Kontrastmittel fließt nicht Richtung Kopf weiter. Es handelt sich um einen Kontrastmittelstopp, der auf einen darüberliegenden Tumor zurückzuführen ist (Pfeil).

b) Hier wurde das Kontrastmittel nach einer Subokzipitalpunktion (Einstich unterhalb der Hinterhauptschuppe, also im Nacken) in den Wirbelkanal gespritzt. Die Füße des Kindes liegen tiefer als der Kopf, trotzdem fließt das Kontrastmittel nicht nach unten. Der Kontrastmittelstopp ist auf einen darunterliegenden Tumor zurückzuführen (Pfeil).

Bei Unregelmäßigkeiten in der Speicherung der radioaktiven Substanz kann z. B. auf eine Metastase oder einen Tumor oder auf eine Entzündung geschlossen werden.

Welche radioaktive Substanz verwendet wird, hängt von der Art des Organs ab, das untersucht werden soll. Die Belastung des Kindes durch die Radioaktivität kann mit der Belastung durch Röntgenuntersuchungen verglichen werden und kann in Anbetracht der vermuteten Erkrankung vernachlässigt werden.

Die Untersuchung ist abgesehen vom Stich in die Vene schmerzlos, kann sich aber über mehrere Stunden hinziehen, da verschiedene Organe unterschiedlich lange Zeit brauchen, um die radioaktive Substanz aufzunehmen und zu speichern. So kommt es vor, daß die Substanz schon morgens gespritzt wird, die Untersuchung aber erst einige Stunden später erfolgen kann.

Tomographie

Bei dieser Art der Röntgenuntersuchung wird jene Schicht, in der das Organ liegt, das untersucht werden soll, röntgenologisch dargestellt, während die darüber bzw. darunter liegenden Schichten (andere Organe, Darmgase usw.) nicht oder nur ganz unscharf zur Darstellung kommen. Die Untersuchung ist schmerzlos; beängstigend kann die Röntgenröhre sein, die halbkreisförmig über dem Kind bewegt wird.

Ultraschall (Sonographie, Echographie)

Ähnlich wie bei der Computertomographie (s. dort) werden bei dieser Untersuchung Schnittbilder einzelner Organe hergestellt. Es werden jedoch nicht Röntgenstrahlen, sondern Schallwellen verwendet, die der Mensch allerdings nicht hören kann. Diese Schallwellen werden über ein kleines Gerät (Schallkopf) in langsamen Bewegungen über die Haut geführt, in den Körper gesandt und von Organen oder auch von einem Tumor wie ein Echo wieder zurückgeworfen.

Das Ultraschallbild kann vom Untersucher am Bildschirm abgelesen werden. Die Untersuchung ist schmerzlos.

Die Behandlung und ihre Nebenwirkungen

Das erste Ziel der Behandlung ist, das Kind so rasch als möglich in »Remission« zu bringen, d.h. das Kind von allen klinischen Zeichen seiner unbehandelt lebensbedrohenden Krankheit zu befreien. Das zweite Ziel ist, die einmal erreichte Remission zu festigen (Konsolidierungsphase), das dritte, die Remission auch zu erhalten (Erhaltungsphase).

Je ausgedehnter die Erkrankung, d.h. je höher das Erkrankungsstadium, desto intensiver, aggressiver ist die Behandlung. Wir sprechen von risikogerechter oder stadiengerechter Behandlung. Unangenehme Nebenwirkungen und zum Glück nur selten auftretende lebensgefährliche Komplikationen der Behandlung müssen in Kauf genommen werden.

? *Lohnt sich das Risiko der Behandlung?**

Ja! Durch die zunehmend aggressiver gewordene Behandlung haben sich die Chancen von Kindern, ihre unbehandelt tödliche Erkrankung zu überleben, in einem noch vor wenigen Jahren unvorstellbaren Ausmaß gebessert.

? *Wer wird unser Kind behandeln?*

Die Behandlung ist wie die Diagnosestellung Teamarbeit. Sie setzt ein gutes Zusammenspiel zwischen einem speziell ausgebildeten Kinderarzt (Onkologen), Chirurgen und Radiotherapeuten voraus. Häufig brauchen wir den Rat noch weiterer Ärzte (Augenärzte, Hals-Nasen-Ohren-Ärzte, Neurologen), die Mitwirkung der Röntgenabteilung und des Labors. Mit Hilfe spezieller Untersuchungsmethoden, wie Ultraschall, Computertomographie oder Szintigraphie, kann nicht nur das Erkrankungsstadium beurteilt, sondern auch das Behandlungsergebnis kontrolliert werden. Der Kinderarzt, der die Zytostatikabehandlung durchführt, wird Sie und Ihr Kind während und auch noch nach Abschluß der Behandlung betreuen. Mindestens ebenso wichtige Mitglieder des Behandlungsteams sind jedoch die Eltern, das Kind und die Krankenschwestern. Ohne Ihre Hilfe, ohne Mitarbeit der Patienten und ohne die spezialisierte Hilfe und Pflege der Krankenschwestern können wir Ärzte Ihr Kind nicht behandeln.

---

* Typische Elternfragen werden im folgenden Text mit einem **?** gekennzeichnet.

Welche Möglichkeiten der Behandlung gibt es?

1. Die chirurgische Behandlung (Operation),
2. die Strahlenbehandlung (Radiotherapie),
3. die Behandlung mit Medikamenten (Zytostatika).

Diese drei Behandlungsmethoden können, jede für sich allein oder kombiniert, eingesetzt werden. Welche Formen der Behandlung gewählt werden, hängt von der Art der Erkrankung und vom Erkrankungsstadium ab.

Chirurgische Behandlung

Die Operation ist, wenn das Kind einen Tumor hat, meist die erste und manchmal die einzige Form der Behandlung.

? *Was geschieht, wenn der Tumor außergewöhnlich groß (»inoperabel«) ist?*

In solchen Fällen wird der Chirurg schon bei der Untersuchung eines Kindes zur Überzeugung kommen, daß der Tumor noch vor der Operation verkleinert werden sollte, um das Operationsrisiko zu vermindern und die Wahrscheinlichkeit, daß der ganze Tumor entfernt werden kann, zu erhöhen. Die Tumorverkleinerung ist mit einer Vorbestrahlung, mit einer Zytostatikavorbehandlung oder auch mit der Kombination beider Behandlungsformen möglich. Eine zusätzliche oder ausschließliche Vorbehandlung mit Zytostatika wird insbesondere dann gewählt, wenn schon vor der Operation Tochtergeschwülste (Metastasen) gefunden worden sind. Durch die Vorbehandlung können Tumoren so weit schrumpfen, daß sie bei der Operation entfernt werden können.

Der Chirurg entfernt den Tumor entweder ganz (Radikaloperation) oder so viel, als ohne Gefährdung des Lebens des Kindes möglich ist. Sind Tumorreste oder Resttumoren verblieben, setzt er um diese Klips. Diese Klips sind auf Röntgenaufnahmen gut sichtbar. Ihre Lage zueinander ermöglicht später einfache Kontrollen. Rücken die Klipse näher aneinander, ist der Tumorrest durch die Nachbehandlung kleiner geworden. Außerdem zeigen die Klipse dem Radiotherapeuten, an welchen Stellen Tumorgewebe zurückgeblieben ist und wo somit zusätzlich bestrahlt werden muß.

Der Chirurg entfernt aber nicht nur den Tumor, sondern hat noch zwei andere wichtige Aufgaben zu erfüllen: Er ermöglicht erst durch seinen Eingriff die histologische Untersuchung des Tumors durch den Pathologen und somit eine exakte Diagnose, ohne die eine gezielte Nachbehandlung nicht möglich wäre. Die Beobachtungen des Chirurgen bei der Operation sind zur Bestimmung des Ausmaßes der Erkrankung unabdingbar. Ohne Kenntnis des Erkrankungsstadiums wäre eine stadiengerechte Behandlung nicht durchzuführen.

? *Kann ein Kind mit Metastasen überhaupt noch geheilt werden?*

Ja! Es muß jedoch eine eingreifendere Behandlungsmethode gewählt werden als bei Kindern in einem weniger fortgeschrittenen Erkrankungsstadium. Mit den in den letzten Jahren gesammelten Erkenntnissen sind die Überlebenschancen auch dieser Kinder weiter verbessert worden.

? *Was ist eine Second-look-Operation?*

Darunter versteht man eine Zweitoperation, die durchgeführt wird, wenn bei der ersten Operation nicht der gesamte Tumor entfernt werden konnte. Häufig ist es nach Strahlen- und/oder Zytostatikabehandlung doch noch möglich, verbliebene Tumorreste zu entfernen. Manchmal stellt sich bei der Zweitoperation heraus, daß die Tumorreste durch die vorangegangene Behandlung gänzlich verschwunden sind. Das Ergebnis der Second-look-Operation hilft die Dauer der Therapie festzulegen und zu entscheiden, ob und wie lange eine Strahlentherapie durchgeführt werden muß.

Strahlenbehandlung (Radiotherapie)*

? *Was ist eine Strahlentherapie?*

Strahlentherapie ist die Behandlung mit elektromagnetischer Wellenstrahlung (nahe verwandt den Licht- und Ultraviolettstrahlen, unterschieden aber von diesen durch ihre kürzere Wellenlänge) oder aber mit Teilchen (Partikeln), wie z. B. Elektronen oder Neutronen, die gleiche Wirkung haben.

? *Wie wirkt die Bestrahlung?*

Wenn Strahlung auf eine Zelle trifft, kann sie alle möglichen Anteile der Zelle schädigen. Der empfindlichste Teil einer Zelle für Strahlenschäden ist jedoch der Zellkern und hier besonders die Desoxyribonukleinsäure (DNS) der Chromosomen, so daß nachfolgende Teilungen der Zelle nicht oder nur unvollkommen möglich sind.

* Beitrag von Dr. Gisela Reinartz-Field, London

Daher werden vor allem sich teilende Zellen sehr erfolgreich von Röntgenstrahlen vernichtet, und je häufiger sich die Zellen teilen, um so eher kann man eine Strahlenwirkung – oder auch Nebenwirkung – beobachten. Da jedoch nicht nur die häufig sich teilenden Tumorzellen, sondern auch gesunde sich teilende Zellen von Röntgenstrahlen geschädigt werden, ist es von besonderer Bedeutung, die Lage des Tumors so genau als möglich zu bestimmen und so wenig gesundes Gewebe als möglich mitzubestrahlen. Deswegen benötigen wir für die Planung am ersten Tag der Bestrahlung relativ viel Zeit und legen besondere Sorgfalt auf die genaue Markierung unseres Bestrahlungsfeldes.

? *Wo wirkt die Bestrahlung?*

Immer nur örtlich in dem Bereich, der als Bestrahlungsfeld gekennzeichnet ist und der der Lage des Tumors entspricht. Das gesunde Gewebe in der Umgebung des Tumors versuchen wir, so weitgehend als möglich vor der Bestrahlung zu schützen. Die unmittelbare Umgebung des Tumors (die sogenannte Sicherheitszone) werden wir jedoch meist mitbestrahlen, um sicherzugehen, daß alle Tumoranteile in das Bestrahlungsfeld eingeschlossen sind.

Die Hautmarkierungen, die Sie sehen, zeigen das Areal an, wo die Röntgenstrahlen durch die Haut in den Körper eindringen, die Körperschichten durchdringen und im Gewebe aufgenommen werden. Normalerweise werden die Röntgenstrahlen von mehreren Richtungen eingestrahlt, in deren Treffpunkt der Tumor gelegen ist, so daß die größte Strahlenmenge und damit die größte Wirkung im Tumorbereich erreicht wird.

? *Wie wird die Bestrahlung gemessen?*

Die im Körper aufgenommene Strahlenmenge (Dosis) wird mit der Einheit »Rad« oder »Gray« gemessen. Beide Einheiten werden aus dem Englischen hergeleitet und bezeichnen die Energie, die pro Gewebsmenge aufgenommen wird (Rad = radiation absorbed dose, 100 Rad = 1 Gray).

Die Erfahrung der letzten Jahrzehnte hat gezeigt, daß unterschiedliche Tumoren unterschiedliche Strahlendosen benötigen, um vernichtet zu werden. Bestimmte Tumoren sind strahlenempfindlich, d.h. sie verschwinden nach relativ niederen Mengen, andere wiederum benötigen hohe Strahlendosen. Deswegen werden manche Kinder nur für 2 Wochen, andere wiederum 4–5 Wochen lang bestrahlt. Bei einigen Tumoren werden wir die Dosis reduzieren können, da gleichzeitig Zytostatika gegeben werden, die Tumorzelle also auf zwei unterschiedliche Behandlungsarten bekämpft wird. Die Kombination von zwei Behandlungsmethoden führt jedoch nicht nur zu einer stärkeren Wirkung, sondern häufig auch zu verstärkten Nebenwirkungen, die sorgfältig beobachtet werden müssen.

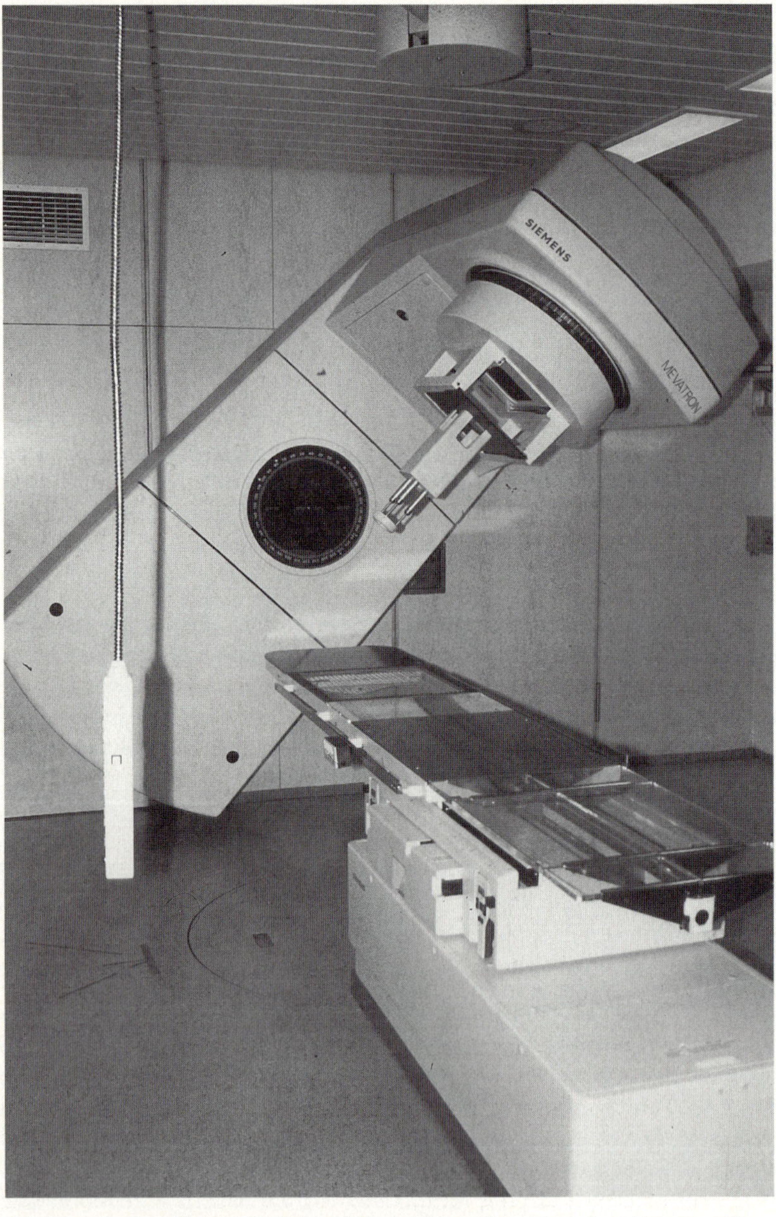

Abb. 8 Bei dem hier abgebildeten Gerät handelt es sich um einen Linearbeschleuniger. Er beschleunigt Elektronen auf 99% der Lichtgeschwindigkeit. Er ermöglicht eine präzise, focussierte, homogene Bestrahlung des Gewebes.

? *Welche unterschiedlichen Bestrahlungsgeräte gibt es?*
Ihr Kind wird mit dem Kobaltgerät, dem Betatron oder dem Linearbeschleuniger bestrahlt. Alle diese unterschiedlichen Gerätetypen kennzeichnen nur die unterschiedliche Herstellungsart der Röntgen- oder Partikelstrahlen und haben dementsprechend verschiedene charakteristische Eigenschaften, wie Eindringtiefe, Feldgröße, Abstand usw. Im Prinzip unterscheiden sie sich in ihrer Wirkung nicht. Wir werden nur abhängig von der Lage und Art des Tumors – z. B. nahe der Haut oder tief im Bauchraum – andere Geräte verwenden.

? *Ist die Bestrahlung schmerzhaft?*
Nein! Während oder nach der Bestrahlung wird das Kind absolut nichts spüren, und es tritt keine andere Körperempfindung auf. Und doch bedarf es Zeit und Einfühlungsvermögen, um das Kind an diese tägliche Routine zu gewöhnen. Denn die Bestrahlungsgeräte sind relativ groß und dem Kind unvertraut. Und dazu muß es die wenigen Minuten der Bestrahlung alleine in dem großen Raum zubringen und – häufig mit besonderen Schwierigkeiten verbunden – die ganze Zeit vollständig still liegen. Bei sehr kleinen Kindern, die Erklärungen noch nicht verstehen können, macht das manches Mal eine wiederholte Kurznarkose notwendig. In unserer Erfahrung kommt das jedoch sehr selten vor. Meist lernen die Kinder uns, die Umgebung und die Geräte sehr schnell kennen und erfahren, daß zumindest dieser Teil der Behandlung schmerzlos ist. Außerdem sind wir durch eine Fernsehkette und Sprechanlage auch während der Bestrahlung in ständigem Kontakt mit Ihrem Kind (auch Märchen können durch die Sprechanlage vorgelesen werden). Auch die unruhigsten Kinder können plötzlich 3 Minuten stocksteif still liegen, wenn Wettbewerbe veranstaltet werden, wie: »Wer von den Bestrahlungskindern kann den Zinnsoldaten am längsten ruhig auf dem Kopf balancieren?« und alle anderen Kinder beobachten das Kunststück über die Fernsehanlage!

Nebenwirkungen der Strahlentherapie – Möglichkeiten ihrer Behandlung

Was sind Nebenwirkungen, und wie kommen sie zustande?
Da es nicht möglich ist, nur den Tumor zu bestrahlen – meistens ist es sogar unmöglich, die Tumorgrenzen auf Millimeter Genauigkeit zu kennen und zu bestimmen –, sind die Strahlenreaktionen der gesunden den Tumor umgebenden Organe des Körpers von besonderer Bedeutung. Obwohl wir immer versuchen werden, die Strahlendosis auf den Tumor zu beschränken, wird gesundes Gewebe in einem gewissen Ausmaß mitbetrof-

fen sein. Es ist daher besonders wichtig, die Dosis in dem gesunden Gewebe so gering als möglich zu halten, um später auftretende Schäden zu vermeiden.

Nebenwirkungen sind solche Reaktionen am gesunden Gewebe, die wir bewußt in Kauf nehmen müssen, um einen Tumor erfolgreich vernichten zu können. Diese Nebenwirkungen müssen wir und Sie genau kennen, um sie frühzeitig und erfolgreich behandeln zu können.

Diese Nebenwirkungen oder Strahlenreaktionen sind sehr verschieden, je nach verabreichter Strahlenmenge, zeitlicher Verteilung der Dosis und dem betroffenen Organ. Bei allen Strahlenreaktionen ist eine gewisse »Latenzzeit« zu beobachten, d.h. die Erscheinungen treten nicht sofort nach der Bestrahlung auf, sondern je nach Organ und Dosis nach einem kürzeren oder längeren Intervall von Minuten, Wochen oder sogar Jahren. Dies erklärt, daß Reaktionen nicht sofort bei Ende der Bestrahlung abklingen, sondern mit einer gewissen Verzögerung langsam nachlassen.

Allgemeinwirkung – »Strahlenkater«

Dies ist eine allgemeine Reaktion des Körpers, die nicht selten ca. 1–2 Stunden nach einer Strahlenbehandlung am Anfang auftritt: Ähnlich wie bei einer Seekrankheit klagt Ihr Kind über Müdigkeit, Kopfschmerzen, Übelkeit und, selten nur, Erbrechen. Häufig klingen diese Erscheinungen wie bei einer »Gewöhnung« nach kurzer Zeit ab. In manchen Fällen sind vorübergehend Zäpfchen gegen den Brechreiz und häufiges Schlafen, vor allem nach der Bestrahlung, hilfreich.

Nebenwirkungen an einzelnen Organen

Normalerweise sind die folgenden Nebenwirkungen und Komplikationen nicht oder selten schwerwiegend. Unter Berücksichtigung der Tatsache, daß die Strahlenbehandlung Tumoren erfolgreich vernichten kann, scheint es uns sehr wohl gerechtfertigt, dieses Risiko in Kauf zu nehmen.

Hautreaktion

Da die Haut immer im Bestrahlungsfeld gelegen ist, ist sie häufig von einer gewissen Strahlenreaktion betroffen. Die charakteristische Strahlenreaktion ist die *Hautrötung*.

Abhängig von der Dosis und der zeitlichen Verabfolgung kommt es üblicherweise ca. 2 Wochen nach Beginn der Bestrahlung zu einem unterschiedlichen Ausmaß an Hautrötung und zu trockener oder feuchter Abschilferung der Oberflächenschicht. Dies verschwindet vollständig nach Abschluß der Bestrahlung. Bei höherer Dosis kann es später nach Abschluß der Bestrahlung zur Pigmentierung (leichte bis stärkere Braunfärbung) oder Depigmentierung (Entfärbung) der Haut kommen. Die Haut im Bestrahlungsfeld kann unelastisch und dünn bleiben, und ein verstärktes Netzwerk von Gefäßen wird sichtbar. In manchen Körperpartien kann sich eine verdickte narbige Haut entwickeln. Wie bei einem Sonnenbrand wird das Ausmaß dieser Hautreaktion bei jedem einzelnen unterschiedlich ausfallen: Blonde Kinder mit heller Haut reagieren empfindlicher als dunkle Hauttypen. Außerdem zeigen verschiedene Körperstellen unterschiedliche Reaktionen: z.B. feuchte oder leicht irritierte Hautbereiche wie die Achselhöhle und Leiste zeigen stärkere Reaktionen als gut durchblutete, nicht ständiger Reizung ausgesetzte Hautpartien.

Das Kind klagt während der Bestrahlung über *Brennen und Jukken* der Haut. Was ist zu tun?

- Die bestrahlten Hautgebiete sollen trocken gehalten und im allgemeinen nicht gewaschen werden. Wenn dies jedoch unvermeidlich ist: Nur mit lauwarmem Wasser waschen, Kinderöl statt Seife verwenden und mit einem weichen Handtuch sanft trockentupfen, nicht reiben!
- Die bestrahlten Hautstellen sollen nicht gereizt werden: Kratzen, Reiben und scheuernde Kleidungsstücke sollen vermieden werden!
- Die bestrahlte Haut soll nicht zusätzlich der Sonne ausgesetzt werden (verstärkt die Reaktion!).
- Puder hat einen wohltuend kühlenden Effekt.

Feuchte Hautreaktionen werden mit desinfizierenden Lösungen, wie z.B. Gentianaviolett, bepinselt, um Infektionen zu vermeiden und die Neubildung der schützenden Oberflächenschicht zu fördern. Es ist wichtig, diese Gebiete, wenn möglich, an der Luft trocknen zu lassen. Bei kleineren, feuchten Wundstellen muß die Bestrahlung nicht unterbrochen werden, und die Veränderungen heilen nach entsprechender örtlicher Behandlung häufig bereits während der Bestrahlung ab.

Hautpflege nach Abschluß der Bestrahlung und nach Abklingen der akuten Reaktion:

Dieser Zeitpunkt wird entscheidend von der verabreichten Dosis abhängen. Gewöhnlich können Sie 8–10 Tage nach Abschluß der Behandlung beginnen, der bestrahlten Haut feuchtigkeitshaltende Creme oder Salbe zuzuführen, um die Trockenheit zu überwinden und Elastizität zu erhalten. Wie lange nach Abschluß der Bestrahlung die Haut noch vor Sonne geschützt werden muß, ist bei jedem Kind unterschiedlich und hängt sehr von der verabreichten Strahlenmenge ab. Als Regel kann gesagt werden, daß Sie die Haut nicht mehr schützen müssen, wenn sie normal aussieht und sich normal anfühlt. Diese Beurteilung ist jedoch sehr schwierig, und deshalb bitten wir Sie: Fragen Sie immer Ihren Arzt.

Wirkung auf die Haarwurzeln

Abhängig von der verabreichten Strahlenmenge wird es zu einem zeitweisen oder dauernden Haarausfall im Bestrahlungsfeld kommen. Nach einer niederen Dosis, wie sie z. B. bei der Schädelbestrahlung bei Leukämie verwandt wird, fallen – zwar langsam – alle Haare aus, wachsen jedoch 2–3 Monate später wieder nach. Häufig sind diese »zweiten Haare« kräftiger. Manchmal kann sich die Haarfarbe ändern oder glattes Haar zu lockigem werden. Nach hohen Bestrahlungsdosen, wie sie z. B. bei der Schädelbestrahlung von Hirntumoren verwandt werden müssen, werden die Haarwurzeln im bestrahlten Bereich so endgültig geschädigt, daß neue Haare nicht mehr wachsen können. Wenn es sich um ein kleines Gebiet handelt, kann es später geschickt mit eigenem Haar überdeckt werden. Meistens ist jedoch eine Perücke notwendig.

Schleimhautreaktionen im Mund-, Nasen- und Rachenraum

Bei Bestrahlung in diesem Bereich kann es zu offenen Wundstellen in der Mundschleimhaut, Trockenheit der Schleimhäute (da die Funktion der Schleimdrüsen gestört ist), Verlust des Geschmacksempfindens, Halsschmerzen und Schluckbeschwerden kommen.

Häufige Mundspülungen (z. B. mit lauwarmem Kamillentee) helfen gegen die unangenehme Trockenheit und beseitigen die Wundbeläge. Gleichzeitig werden die Wundstellen mit lokal betäubenden Lösungen und Desinfektionsmitteln zur Vermeidung einer Infektion bepinselt. Scharf gewürzte und heiße Speisen werden jetzt besser vermieden. Mit dieser Behandlung klingen die Reaktionen häufig schon während, sicher jedoch kurze Zeit nach Ende der Bestrahlung ab.

Schleimhautreaktionen im Magen-Darm-Bereich

Bei Bestrahlungen in diesem Bereich kommt es häufig zu Übelkeit und Erbrechen, Bauchschmerzen und Durchfällen. Auch dies ist bedingt durch wunde Stellen in der Magen- und Darmschleimhaut. Hier können wir mit Tabletten und Zäpfchen versuchen, die Reaktion abzumildern. In manchen Fällen wird eine kurze Unterbrechung der Bestrahlung für einige Tage nötig sein, um die Beschwerden zum Abklingen zu bringen.

Reaktion der blutbildenden Organe

Diese Organe sind sehr strahlenempfindlich; vor allem die weißen Blutkörperchen (Leukozyten, Lymphozyten) und die Blutplättchen (Thrombozyten) reagieren frühzeitig auf die Bestrahlung. Deshalb wird während der Bestrahlung häufig das Blutbild kontrolliert, um bei Absinken dieser Blutanteile entweder die Bestrahlung kurzfristig zu unterbrechen oder in einigen Fällen Leukozyten- bzw. Thrombozytenkonzentrate (s. S. 51 u. S. 205) zu geben. Diese Blutbildreaktion fällt bei jedem Patienten unterschiedlich aus und hängt von vielen Faktoren ab, vor allem von der Größe des Bestrahlungsfeldes und von der Knochenmarksmenge, die im Bestrahlungsfeld gelegen ist. Wenn nur ein kleines, sehr oberflächlich gelegenes Gebiet des Körpers bestrahlt wird, werden wir kaum eine Blutbildveränderung sehen, und häufige Kontrollen sind nicht notwendig. Werden jedoch große Bereiche bestrahlt, z.B. große Anteile des Bauchraumes und vor allem, wenn gleichzeitig Zytostatika gegeben werden (s. S. 51), treten Blutbildveränderungen häufiger auf, müssen sorgsam beobachtet werden und begrenzen unsere Behandlungsmöglichkeiten.

Reaktion der Lunge

Natürlich wird versucht, die Lunge als wichtigstes Organ der Atmungsfunktion so weit wie möglich aus dem Bestrahlungsfeld herauszuhalten. In manchen Fällen ist das jedoch nicht vollständig möglich, wenn z.B. ein Tumor im Mittelschatten des Brustkorbs (s. Abb. 3, S. 23) oder gar eine Metastase in der Lunge bestrahlt werden muß. Dann kann es ca. 6–8 Wochen nach der Bestrahlung – abhängig von der Dosis – zu einer strahlenbedingten »Lungenentzündung« in diesem bestrahlten Gebiet kommen. Ihr Kind hustet, fühlt sich aber trotzdem gesund.

Diese Reaktion klingt meist ohne weitere Behandlung in kurzer Zeit ab. In einigen Fällen geben wir Kortisonpräparate, um diese Reaktion abzumildern.

Sind hohe Strahlendosen in einem Lungengebiet notwendig, wird dieser Bereich sich nach Monaten narbig umwandeln. Die Funktion kann jedoch von dem gesunden umgebenden Lungengewebe übernommen werden.

Reaktion der Niere

Auch dieses lebenswichtige Organ muß vor der Strahlung weitgehend geschützt werden. Wir wissen, daß bis zu einer bestimmten Strahlenmenge die Niere keine dauernde Schädigung erleidet und sich ohne irgendwelche Krankheitserscheinungen vollständig erholt. Deshalb werden wir in den meisten Fällen vermeiden, diese Dosisgrenze zu überschreiten. Wenn dies jedoch wegen der Lage des Tumors nicht möglich ist oder der Tumor z. B. in die Niere eingewachsen ist, kann es nach einer höheren Dosis später (Monate bis Jahre nach der Bestrahlung) zu einer narbigen Umwandlung des bestrahlten Nierengewebes kommen, die die Niere teilweise oder vollständig funktionslos macht. In seltenen Fällen können sich dann ein Bluthochdruck sowie andere, entzündliche Symptome entwickeln, die es notwendig machen, die geschädigte Niere zu entfernen. In einem solchen Fall ist jedoch die zweite Niere fähig, die volle Funktion zu übernehmen (s. S. 99).

Reaktion des wachsenden Knochen- und Knorpelgewebes

Im Gegensatz zu Knochen- und Knorpelgewebe des Erwachsenen finden sich im kindlichen Knochen sogenannte Wachstumszonen, bestimmte umschriebene Bereiche, die für die Neuproduktion von Knochengewebe während des Wachstums verantwortlich sind. Diese Gebiete enthalten viele sich teilende Zellen und sind daher sehr empfindlich gegen Röntgenstrahlen, d. h. eine Bestrahlung führt dann zu einem veränderten Knochengewebe (Struktur) und zu Wachstumshemmung oder -verzögerung. Deswegen versucht man immer, diese Zonen aus dem Bestrahlungsfeld herauszuhalten oder mit Bleiblöcken, die Strahlen abbremsen, zu schützen.

In manchen Fällen ist das jedoch nicht möglich, z. B. wenn der Tumor mit der Wirbelsäule eng verbunden ist oder nah einer dieser Zonen gelegen ist. Dann müssen wir z. B. eine gewisse Verminderung des vollen Größenwachstums in späteren Jahren erwarten und in Kauf nehmen. Diese Knochen- und Knorpelveränderungen sind zum einen von der Strahlendosis, zum anderen vom Alter des Kindes zum Zeitpunkt der Bestrahlung abhängig: Je höher die Dosis und je jünger das Kind, um so ausgeprägter ist die spätere Auswirkung.

Reaktion des Zentralnervensystems

Die häufigste Veränderung, die wir nach Bestrahlung des Schädels sehen, ist eine Einschränkung der Hormone, die von der Hypophyse normalerweise ausgeschüttet werden (s. S. 69 ff.). Daher kann es z. B. zu Wachstumsverzögerungen, Unterfunktion der Schilddrüse oder Unfruchtbarkeit kommen. Die frühzeitige Erkennung dieser Ausfälle wird zu entsprechenden Behandlungsmaßnahmen führen (s. S. 70 ff.) und damit die Folgeerscheinungen abmildern.

Schwerere Komplikationen, wie eine örtliche Zerstörung (Nekrose) des Hirngewebes, treten normalerweise nur nach sehr hohen Strahlenmengen auf, die wir üblicherweise nicht verwenden. Inwieweit psychische Veränderungen, wie z.B. Konzentrationsschwäche, in den späteren Jahren durch die Tumorerkrankung oder durch die Behandlung bedingt sind, können wir heute noch nicht abschätzen.

Reaktion des Auges

In manchen Fällen ist es nicht möglich, eine Bestrahlung des Auges zu vermeiden. Der strahlenempfindlichste Anteil des Auges ist die Augenlinse. Bereits nach geringen Strahlendosen, jedoch mit einem Zeitintervall von ungefähr 1–3 Jahren nach Bestrahlung, kommt es zu der Entwicklung eines »grauen Stars« (Katarakt), der jedoch dann operativ entfernt werden kann.

Die übrigen Anteile des Auges sind im Verhältnis unempfindlicher. Eine während der Bestrahlung auftretende Bindehautentzündung kann mit Augentropfen und Antibiotika enthaltenden Salben gut behandelt werden. Eine durch die Bestrahlung auftretende Schwellung und nachfolgende Blockierung des Tränenkanals kann durch eine wiederholte Aufdehnung des Kanals nach Abklingen der Reaktion behandelt werden. Deswegen ist es besonders wichtig, daß Ihr Kind während der Bestrahlung eines Tumors im Bereich des Auges ständig auch von einem Augenarzt betreut wird.

Reaktion an Eierstock und Hoden

Beide Organe sind sehr strahlenempfindlich, eine Schädigung führt zu Unfruchtbarkeit (Sterilität). Bei sehr geringen Dosen ist diese Sterilität vorübergehend, bei höheren Dosen fortdauernd. Die Produktion von männlichen Hormonen wird jedoch nur bei üblicherweise selten angewandten höheren Bestrahlungsmengen im Hodenbereich beeinflußt (s. S. 70f.).

Entstehung von Zweittumoren

Daß Röntgenstrahlen Tumoren nicht nur vernichten, sondern auch hervorrufen können, haben bereits die Ärzte erfahren müssen, die zu Beginn dieses Jahrhunderts kurz nach der Entdeckung der Strahlen ohne entsprechende Schutzmaßnahmen damit umgingen. Manche von ihnen bekamen Hauttumoren, z.B. an den Händen, die den Strahlen ständig ausgesetzt waren.

Obwohl die Wahrscheinlichkeit gering ist, wissen wir heute, daß in wenigen Fällen sowohl die Strahlentherapie als auch die Behandlung mit Zytostatika nach einem unterschiedlich langen Zeitintervall Zweittumoren wie Leukämien oder andere Tumorformen hervorrufen können. Dies ist besonders tragisch, da Sie Ihr Kind bereits lange als gesund betrachten,

Krankheit und Behandlung fast vergessen sind und das Kind nun bereits erwachsen ist. Glücklicherweise tritt diese schwerwiegende Folgeerkrankung nur selten auf.

Behandlung mit Medikamenten (Zytostatika)

Was sind Zytostatika?

Zytostatika sind Medikamente, die in den Stoffwechsel der Zelle eingreifen. Sie werden zur Behandlung von Leukämien und bösartigen Erkrankungen eingesetzt.

Wie wirken Zytostatika?

Sie verhindern die Teilung der Zelle, oder sie stören die für die Teilung der Zelle nötigen Vorbereitungen. Um dies besser verstehen zu können, müssen wir uns kurz mit der Teilung der Zelle auseinandersetzen.

Teilung der Zelle und ihre Voraussetzungen

Jede Zelle, die sich teilen kann, hat einen Kern (Abb. 9a). Dieser Kern muß sich teilen, damit jede neue Zelle wieder einen Kern hat. Ein wichtiger Teil des Kerns sind die Chromosomen (Erbsubstanz) (Abb. 9b). Auch die Chromosomen müssen sich teilen, damit jeder neue Kern wieder seine Chromosomen hat. Die Chromosomen bestehen aus Desoxyribonukleinsäuren (DNS), die sich ebenfalls teilen, also zuvor verdoppeln müssen, damit jedes neue Chromosom wieder seine DNS hat. Um die Verdoppelung der DNS zu ermöglichen, müssen die für den Aufbau von DNS erforderlichen Bausteine nachgeliefert werden. Diese Bausteine sind unter anderem Purin und Pyrimidin, Wasserstoff, der Zucker Desoxyribose und Phosphat.

Das DNS-Molekül wollen wir uns als Leiter vorstellen (Abb. 10). Die Sprossen dieser Leiter bestehen aus Purin und Pyrimidin, die jeweils durch Wasserstoffbrücken miteinander verbunden sind. Die Seitenteile der Leiter bestehen aus Desoxyribose und Phosphat. Zur Verdoppelung der DNS, die ja Voraussetzung für die Teilung der Chromosomen und somit für die Teilung des Zellkerns ist, lockern sich die Wasserstoffverbindungen zwischen Purin und Pyrimidin. Die Sprossen der Leiter klaffen auseinander, und die Leiter zerfällt in zwei Ketten. In der Zwischenzeit werden die bereitgestellten DNS-Bausteine unter dem Einfluß eines Ferments (DNS-Polymerase) ebenfalls zu Ketten zusammengefügt, die sich mit den Ketten der ursprünglichen DNS durch neue Wasserstoffbrücken vereinigen. Auf diese Weise entstehen zwei neue Leitern, also zwei neue DNS-Moleküle.

Abb. 9 **Die Teilung der Zelle.**

a) Jede Zelle, die sich teilen kann, hat einen Kern.

b) Ein Teil des Kerns besteht aus Chromosomen, und diese aus Desoxyribonukleinsäuren (DNS)

c) Die Chromosomen verdoppeln sich, jedes einzelne wird in der Längsrichtung halbiert. Die Chromosomenhälften werden an Spindelfäden zu gegenüberliegenden Polen gezogen.

d) Die halbierten Chromosomen, sog. Tochterchromosomen, sind an den Polen nahezu angelangt.

e) Die Tochterchromosomen haben sich wieder dicht aneinandergelegt. Die den Kern umgebende Zellmasse (Zytoplasma) beginnt, sich in der Mitte einzuschnüren.

f) Es haben sich zwei Zellkerne gebildet. Auch die Zellmasse hat sich geteilt, und es sind zwei neue Zellen entstanden.

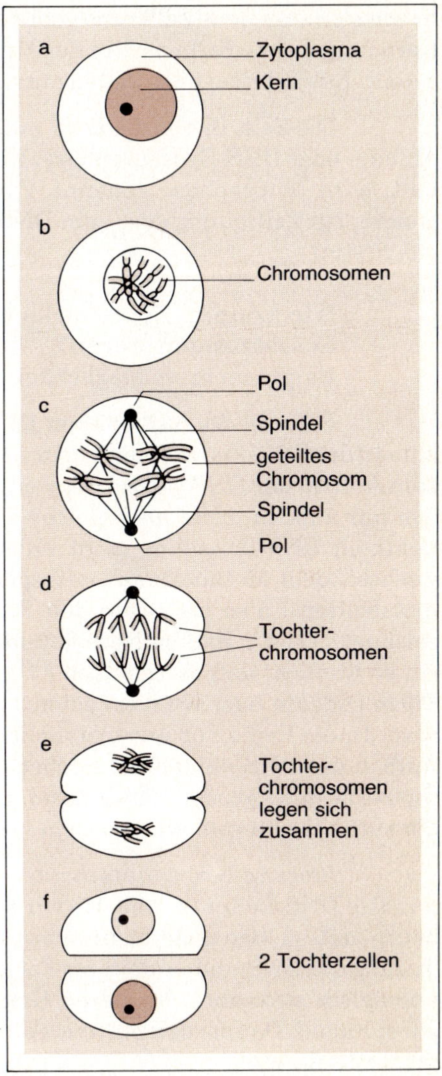

Sind die DNS verdoppelt, können sich auch die Chromosomen, die aus DNS aufgebaut sind, verdoppeln, indem sich jedes einzelne Chromosom halbiert (Abb. 9c). Die Chromosomenhälften werden an Fäden, den sogenannten Spindeln gleichsam aufgehängt und zu einander gegenüberliegenden Polen gezogen. Dort angelangt (Abb. 9d), legen sich die Chromosomenhälften, die Tochterchromosomen wieder dicht aneinander (Abb. 9e). Es haben sich zwei neue Zellkerne gebildet. In der Zwischenzeit hat sich die den Kern umgebende Zellmasse in der Mitte abgeschnürt und hat sich ebenfalls geteilt. Es sind zwei neue Zellen entstanden (Abb. 9f).

Die Zeit, in der die DNS aufgebaut werden, nennen wir die DNS-Aufbau- oder DNS-Synthesephase. Die Zeit, in der sich die Zelle tatsächlich teilt, wird Mitosephase genannt. Zwischen diesen beiden Phasen finden andere, zur Zellteilung oder zum DNS-Aufbau notwendige Stoffwechselvorgänge statt.

Wie können Zytostatika die Zellteilung und/oder ihre Voraussetzungen stören?

Es gibt mehrere Möglichkeiten:

Störung des Aufbaus von DNS durch »Betrug«: Einige Zytostatika ähneln den DNS-Bausteinen Purin oder Pyrimidin so sehr, daß sie fälschlich zum Aufbau der DNS verwendet werden. Da sie aber den richtigen Bausteinen nur ähnlich, nicht aber gleichwertig sind, können sie die Funktion der richtigen DNS-Bausteine nicht erfüllen. Sie wirken dem richtigen Stoffwechsel, dem Metabolismus entgegen und werden daher auch als »Antimetaboliten«, also als gegen den Stoffwechsel gerichtete Substanzen bezeichnet. So ist z.B. Puri-Nethol (6-Mercaptopurin) dem DNS-Baustein Purin so ähnlich, daß es, wie Abb. 11 gut verständlich macht, fälschlich für Purin (Adenin oder Guanin) gehalten und in das DNS-Molekül eingebaut wird. In die Reihe der Antimetaboliten, also jener Stoffe, die den richtigen Aufbau der DNS unmöglich machen, gehören neben Puri-Nethol auch Methotrexat und Cytosin – Arabinosid, das wieder dem DNS-Baustein Pyrimidin zum Verwechseln ähnlich sieht.

Störung bereits aufgebauter DNS durch Veränderung ihrer Struktur: Die DNS-Leiter (s. Abb. 10) wird durch einige Zytostatika so sehr »vernetzt«, daß sie sich nicht mehr in zwei Ketten teilen kann. Dadurch wird die Teilung der DNS und in weiterer Folge der Chromosomen und des Zellkerns unmöglich gemacht. Zu dieser Gruppe der Zytostatika gehören Cyclophosphamid, Daunorubidomycin, Adriamycin und Actinomycin D.

Verhungernlassen krankhafter Zellen durch Umbildung eines für sie nötigen Aufbaustoffes: So brauchen z.B. Leukämiezellen für ihren Aufbau Asparagin. Das Medikament Asparaginase (ein Ferment) macht Asparagin für Leukämiezellen unbrauchbar. Die Leukämiezelle muß also gleichsam »verhungern«.

Störung der eigentlichen Teilung der Zelle: Hierher gehören die sogenannten Spindelgifte, weil sie die Bildung von Spindeln, also jenen

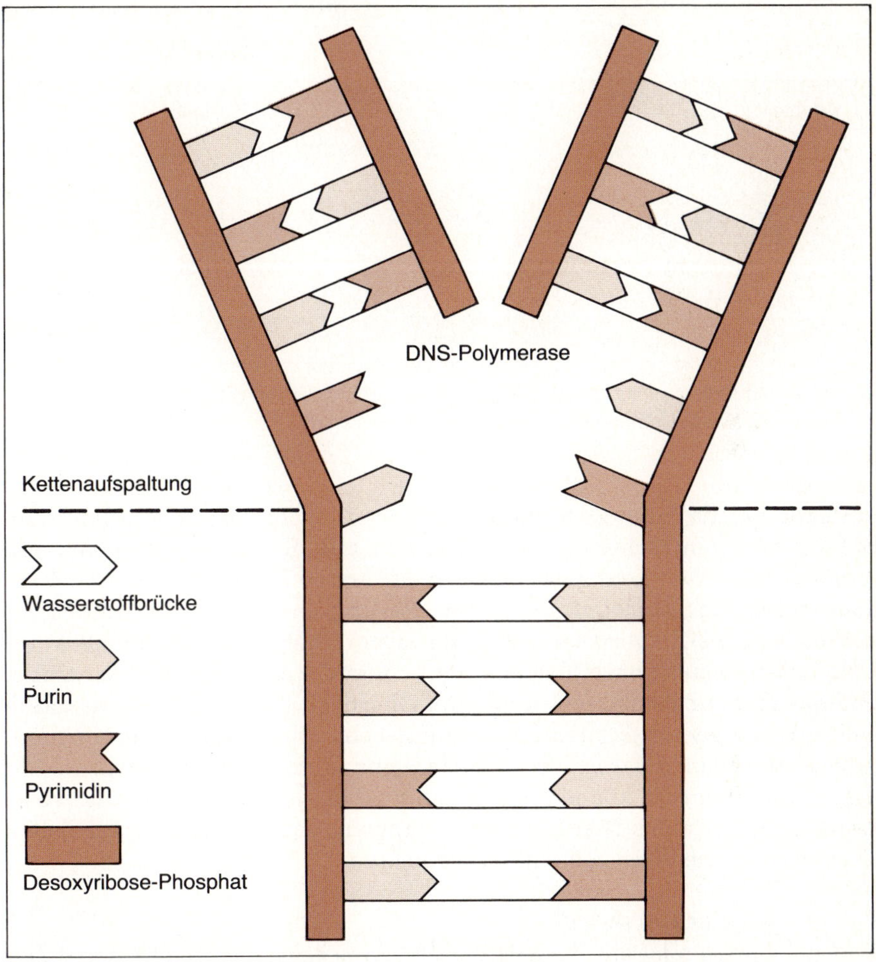

Abb. 10 Das Molekül der Desoxyribonukleinsäure (DNS) als Leiter. Durch Aufspaltung entstehen zwei neue DNS-Moleküle.

Fäden, die die Chromosomen auseinanderziehen (s. Abb. 9c), verhindern. Zu den Spindelgiften zählen Vincristin (Oncovin) und Vinblastin (Velbe). Diese Zytostatika werden, da sie gegen die eigentliche Teilung der Zelle, die Mitose gerichtet sind, auch als Antimitotika bezeichnet.

Die verschiedenen Möglichkeiten, die Zellteilung oder ihre Voraussetzungen zu stören, machen wir uns bei der Vernichtung bösartiger Zellen zunutze. Wir geben gleichzeitig Zytostatika mit verschiedenen Angriffs-

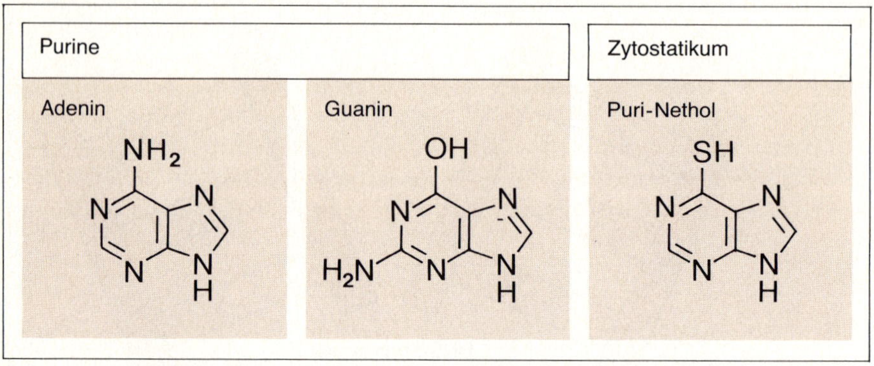

Abb. 11 Moleküähnlichkeit der DNS-Bausteine Adenin und Guanin (Purine) mit dem Zytostatikum Puri-Nethol.

punkten, um die Teilung der bösartigen Zellen gleichzeitig an verschiedenen Stellen zu beeinträchtigen. So bekommen z.B. Kinder mit einer akuten lymphoblastischen Leukämie schon in der ersten Phase ihrer Behandlung gleichzeitig das Spindelgift Vincristin (Störung der eigentlichen Teilung der Zelle), das die DNS vernetzende Daunomycin (Störung bereits aufgebauter DNS) und Asparaginase, das das für Leukämiezellen wichtige Asparagin umbaut (Verhungernlassen der Zelle). Gleichzeitig mit diesen Zytostatika geben wir zusätzlich das aus der Leukämiebehandlung und aus der Behandlung so manchen anderen Tumors nicht mehr wegzudenkende Cortison. Mit dieser Kombination können wir schon zu Beginn der Behandlung einer Leukämie oder eines Non-Hodgkin-Lymphoms sehr viele bösartige Zellen auf verschiedene Weise auf einmal vernichten.

Was ist Cortison?

Cortison ist ein Hormon der Nebennierenrinde. Aus früheren Zeiten, als es noch keine Zytostatika gegeben hat, wissen wir, daß mehr als die Hälfte der Kinder mit einer akuten lymphatischen Leukämie mit Cortison allein in Remission gebracht, also von den Zeichen der Leukämie befreit werden konnte. Diese Remissionen waren jedoch nur von sehr kurzer Dauer. Deswegen wird Cortison heute mit verschiedenen Zytostatika kombiniert, um dauerhafte Remissionen zu erzielen.

Nebenwirkungen der Zytostatikatherapie – Möglichkeiten ihrer Behandlung

Viele »Nebenwirkungen« der Zytostatika werden durch ihre Wirkungsweise verständlich (s. Tab. 3 u. S. 53 ff.). Zytostatika stören die Teilung der Zellen. Zellen, die sich häufig und rasch vermehren, werden eher geschädigt als jene, die sich selten teilen. Zu den erstgenannten gehören Blutzellen im Knochenmark, die Haarwurzeln und die Schleimhautzellen.

Auswirkungen der Zytostatika auf gesunde Blutzellen im Knochenmark

Fast alle Zytostatika führen zu einer vorübergehenden Schädigung des Knochenmarks, also zu einer Beeinträchtigung der Nachbildung gesunder Blutzellen. Es kommt zu einem Absinken der roten Blutkörperchen (Erythrozyten; Folge: Blutarmut, Anämie), der Blutplättchen (Thrombozyten; Folge: Blutungsneigung) und auch der weißen Blutkörperchen (Leukozyten; Folge: Infektionsneigung).

Bei höhergradiger Anämie wird ein Erythrozytenkonzentrat, bei niedriger Zahl der Thrombozyten (und gleichzeitigen Blutungen) ein Thrombozytenkonzentrat gegeben. Um Infektionen vorzubeugen, hat sich in eingreifenden Behandlungsphasen bewährt, von vornherein (prophylaktisch) Medikamente (z. B. Bactrim = Eusaprim = Lidaprim sowie Colistin zur Verhütung von Darminfektionen und orale Antimykotika) und Konzentrate von Abwehrstoffen (Gammaglobulinpräparate) zu verwenden. Kommt es trotzdem zu Infektionen, wird zumeist mit mehreren Antibiotika gleichzeitig behandelt.

Auswirkungen der Zytostatika auf die Haarwurzeln

Unter einer Reihe von Zytostatika kommt es zu Haarausfall. Ist eine zusätzliche Bestrahlung des Schädels nötig, können die Haare völlig ausfallen. Die Zeit bis zum Nachwachsen (2–3 Monate) kann mit einer Perücke (weitgehende Kostenübernahme durch Krankenkassen) überbrückt werden. Bei einer ganzen Reihe von Kindern werden die Haare später, manchmal sogar noch unter fortdauernder Zytostatikabehandlung schöner und glänzender als vor Beginn der Behandlung. Bei einigen Kindern verändert sich die Haarfarbe; so können ursprünglich hellblonde Kinder später dunkelblond werden.

Auswirkungen der Zytostatika auf Schleimhautzellen

Schleimhautzellen werden von einer Reihe von Zytostatika, insbesondere aber von Amethopterin (Methotrexat, MTX) in ihrer Teilung ge-

Tab. 3 Die häufigsten Nebenwirkungen der Zytostatika und ihre Therapie

Nebenwirkungen	Folgen		Gegenmaßnahmen
Vorübergehende Schädigung des Knochenmarks	Absinken der Erythrozyten	Anämie	Erythrozytenkonzentrat
	Absinken der Thrombozyten	Blutungen	Thrombozytenkonzentrat
	Absinken der Leukozyten	Infektionen	Vorbeugende Maßnahmen (Antibiotika, Gammaglobulin, Leukozytenkonzentrat)
Vorübergehender Haarverlust	Dünnwerden der Haare Glatze bei zusätzlicher Schädelbestrahlung		Tragen einer Perücke (die Haare wachsen wieder nach, etwa 1 cm/Monat)
Vorübergehende Ulzerationen der Schleimhaut des Magen-Darm-Trakts	**im Mund:**		
	Schmerzen beim Essen		Lokale Betäubungsmittel
	Gefahr von Infektionen		Vorbeugende Maßnahmen
	Infektion (z. B. Pilz)		Behandlung
	in der Speiseröhre:		
	Brennen und Druckgefühl hinter dem Brustbein Schmerzen beim Essen		Nötigenfalls intravenöse Ernährung
	im Magen und Darm:		
	Bauchschmerzen, evtl. Durchfälle evtl. blutige Stühle		Nötigenfalls intravenöse Ernährung
	am After:		
	Ulzerationen		Mit Salben abdecken, um vor Reizen durch Stuhl zu schützen
Übelkeit und Erbrechen	Mißmut und Gewichtsverlust		Antiemetika (medikamentöse Behandlung des Erbrechens)

stört. Dies führt zu wunden Stellen (Ulzerationen) in der Mundschleimhaut und in der des Magen-Darm-Traktes (s. auch Tab. 3). Diese wunden Stellen in der Mundschleimhaut werden als sehr unangenehm empfunden, da sie insbesondere während des Essens schmerzen. Man kann sie 10–20 Minuten vor dem Essen mit einem örtlichen Betäubungsmittel bepinseln. Ältere Kinder halten dieses Mittel auch einige Minuten im Mund und spucken es dann wieder aus. Nach lokaler Betäubung ist das Essen nicht mehr schmerzhaft, jedoch können die Kinder den Geschmack des Essens auch nicht mehr richtig wahrnehmen und haben dementsprechend keine Lust zu essen. Um Infektionen zu vermeiden, pinseln wir mit verschiedenen Desinfektionsmitteln und Medikamenten, die die Ansiedelung von Bakterien und Pilzen in diesem Bereich verhindern oder wieder zum Verschwinden bringen können. Der Mundpflege kommt besondere Bedeutung zu.

Übelkeit und Erbrechen

Viele Zytostatika führen zu Übelkeit und zu Erbrechen. Zusätzliche Medikamente, Antiemetika, die vor, während und nach den Injektionen verabreicht werden, können Übelkeit und Erbrechen verhindern oder verringern. Vor allem bei älteren Kindern spielt auch die Angst vor dem Erbrechen eine Rolle. Ablenkung kann durchaus erfolgreich sein.

Für einzelne Zytostatika charakteristische Nebenwirkungen

Actinomycin-D: kann zu heftigem Brechreiz führen.

Adriamycin (Adriblastin) und *Daunomycin* (Daunoblastin) können zu einer Schädigung des Herzmuskels führen. Dies ist aber, sofern eine gewisse Gesamtmenge nicht überschritten wird, nur selten der Fall. Die Veränderungen bilden sich fast immer zurück. Die Möglichkeit einer Schädigung des Herzmuskels erklärt, warum wir bei Kindern, die eines dieser Präparate bekommen, häufig ein EKG oder auch eine Ultraschalluntersuchung des Herzens (Echokardiographie) machen. Beide Präparate führen vorübergehend zu einer Rotfärbung des Harns.

Asparaginase (Crasnitin) kann zu vorübergehenden und mit Insulin leicht beherrschbaren Anzeichen einer Zuckerkrankheit, eines Diabetes führen. Deswegen untersuchen wir den Harn regelmäßig auf Zucker. Gelegentlich werden Störungen der Blutgerinnung beobachtet. Ab und zu zwingen heftige Bauchschmerzen, die auf eine vorübergehende Störung der Tätigkeit der Bauchspeicheldrüse schließen lassen, zu meist kurzfristigem

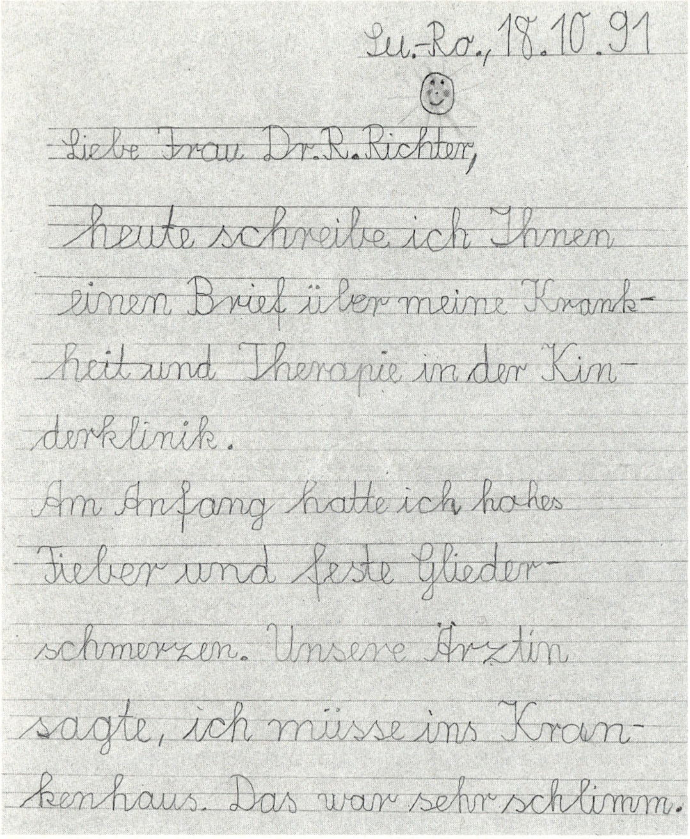

Lu.-Ro., 18.10.91

Liebe Frau Dr. R. Richter,

heute schreibe ich Ihnen einen Brief über meine Krankheit und Therapie in der Kinderklinik.
Am Anfang hatte ich hohes Fieber und feste Gliederschmerzen. Unsere Ärztin sagte, ich müsse ins Krankenhaus. Das war sehr schlimm.

Der folgende Abschnitt aus dem Brief eines Kindes soll illustrieren, daß eine zytostatische Therapie trotz der Nebenwirkungen vom Kind gut akzeptiert werden kann.

Lu.-Ro., 18. 10. 91

Liebe Frau Dr.

heute schreibe ich Ihnen einen Brief über meine Krankheit und Therapie in der Kinderklinik.

Am Anfang hatte ich hohes Fieber und feste Gliederschmerzen. Unsere Ärztin sagte, ich müsse ins Krankenhaus. Das war sehr schlimm. Man hat mir Blut genommen und mich punktiert. Zur Punktion bekam ich Narkose. Beim Blutnehmen habe ich furchtbar um mich geschlagen. Der Chefarzt sagte der Mutter ich habe ALL. Wir müssen morgen nach Erlangen. Die Mama hat geweint und ich auch. Über Nacht ging es mir so schlecht, daß ich überhaupt nicht mehr laufen konnte. Vati hat mich am anderen Tag ins Auto getragen und in die Uni gefahren. Ich hatte wieder große Angst. Hoffentlich haben die ein Mutter-Kind-Bett-Zimmer.

Die Ärztin in der Ambulanz hat mir gleich ein Mutter-Kind-Bett-Zimmer besorgt. Ich war sehr froh darüber, denn alleine wäre ich nicht geblieben. Von einer Schwester wurde ich auf die Station 2c gefahren. Auf der Station habe ich einen Tropf und einen großen Beutel Blut bekommen. Der Tropf war für mich etwas ganz Neues. Heute vergesse ich oft, daß ich einen Tropf dran habe. Die Psychologin Frau M. und Frau Dr. B. haben mit mir über meine akute lymphatische Leukämie gesprochen. jetzt verstehe ich alles besser. Ich weiß, daß die Chemo einfach sein muß damit ich wieder gesund werde. Inzwischen kenne ich alle Ärzte und Schwestern auf der Station. Wenn ich eine Frage zu meiner Therapie habe, kann ich mich mit ihnen unterhalten. Mein eigenes Blut durfte ich auch schon in einem großen Mikroskop ansehen. Das war ein großes Erlebnis. Nur mein Gehirnwasser würde ich auch gerne mit untersuchen. Ich kenne alle Medikamente, die ich in der Chemo-Therapie bekomme. Die ersten zwei Tage war ich sehr schwach. meine Haare waren patschnaß geschwitzt. Am 3. Tag ging es mir plötzlich wieder gut. Mein Papa kam auf Besuch und ich rannte ihm, so schnell ich konnte, entgegen. Der hat geschaut. Erst habe ich die Chemo nicht so gut vertragen, ich habe mich immer besser daran gewöhnt. Die letzten Tage im ersten Block waren anstrengend, denn die Schleimhäute waren entzunden. Heute finde ich es nicht mehr so schlimm. Kommt es wieder spüle ich kräftig. Ich bin im 2. Block-MTX. Vor den Punktionen habe ich meistens keine Angst mehr. Das Liegen nach der Punktion hasse ich. Von einem Arzt, den ich nicht kenne, lasse ich mich nicht stechen. Ich verlange einen anderen. Über die MTX-Pausen ärgere ich mich, denn ich muß zuhause viel erbrechen. Ich möchte lieber an den Tropf, denn ich weiß, dann geht es mir wieder besser, obwohl ich dann traurig bin, weil ich lieber zuhause wäre.

Der III. Block wird ähnlich dem I. Ich fürchte mich nicht davor.

Noch etwas: Tabletten nehmen hasse ich. Jetzt geht es wieder.

Absetzen der Asparaginase. Selten werden allergische Unverträglichkeitserscheinungen beobachtet, die wir mit dem Nebennierenrindenhormon Cortison beherrschen können.

Bleomycin kann zu stärkeren Veränderungen an der Haut und an den Schleimhäuten führen, wobei Rötung der Haut, Bläschenbildung, wunde Stellen an den Schleimhäuten und die Möglichkeit einer vorübergehenden stärkeren Pigmentierung (einzelne Hautstellen werden dunkler) besonders erwähnt werden müssen. Seltener werden auch Lungenveränderungen beobachtet.

Cisplatin kann leider zu besonders heftiger Übelkeit und zu Erbrechen führen. Die Möglichkeit einer Nierenschädigung kann durch eine hohe Infusionsmenge weitgehend verhindert werden. Die Nierenfunktion wird regelmäßig überprüft. Dazu wird der Harn über 24 Std. gesammelt. Da der Magnesiumspiegel im Blut durch dieses Präparat sinken kann, wird zusätzlich Magnesium gegeben. Cisplatin ist wie Vincristin auch neurotoxisch (nervenschädigend), wobei in erster Linie der Hörnerv betroffen werden kann. Deshalb werden die Kinder regelmäßig einem Ohrenarzt vorgestellt, der die Hörleistung überprüft.

Cyclophosphamid (Endoxan) bzw. seine Abbauprodukte können zu Blutungen in der Blasenschleimhaut führen, wenn die Abbauprodukte zu lange in der Blase liegen. Um das zu vermeiden, wird Uromitexan und viel Flüssigkeit gegeben.

Cytosin-Arabinosid (Alexan) führt ab und zu zu Fieber. Manche Kinder haben gleichzeitig eine stärkere Rötung der Augenbindehaut. Diese Veränderungen verschwinden von selbst und zwingen nicht zur Unterbrechung der Behandlung. Die Verwendung von hochdosiertem Alexan erfordert besondere Vorsichtsmaßnahmen.

Ifosfamid (Holoxan) kann zu Nieren und Blasenschäden führen. Wie bei Endoxan wird parallel zum Cytostatikum deshalb viel Flüssigkeit und Uromitexan über eine Infusion gegeben.

6-Mercaptopurin (Puri-Nethol) kann knötchenförmige, zeitweise juckende Hautausschläge verursachen, die aber nur in seltenen Fällen zum Absetzen des Medikamentes zwingen.

Methotrexat (MTX) kann neben den schon geschilderten Schleimhautveränderungen, wenn es nach einer Lumbalpunktion in den Rückenmarkskanal gespritzt wird, zu Kopfschmerzen und Nackensteifigkeit führen. Muß Methotrexat, wie z.B. bei einem Osteosarkom, in hohen Dosen gegeben werden, wird alle 6 Stunden ein weiteres Präparat (Citrovorumfaktor = Leukovorin) verabreicht, um eine Schädigung gesunder Zellen zu vermeiden.

Nitrosureapräparate (BCNU, CCNU) können zu vorübergehenden Knochenmarksschädigungen führen, die bei diesen beiden Präparaten jedoch erst 4–6 Wochen nach der Gabe des Medikamentes auftreten. BCNU kann in höheren Mengen Veränderungen der Lunge nach sich ziehen, weshalb Röntgenkontrollen der Lunge und Lungenfunktionsprüfungen sinnvoll sind.

Procarbacin (Natulan) verursacht manchmal allergische Hauterscheinungen.

Vincristin (Oncovin) und *Vinblastin* (Velbe) sind neurotoxisch, d.h. sie führen zu einer vorübergehenden Nervenschädigung, die sich durch verschiedene Zeichen bemerkbar machen kann. Häufig ist eine Abschwächung der Sehnenreflexe, vorübergehend können Störungen beim Gehen beobachtet werden. Gelegentlich klagen die Kinder über Schmerzen, die sprunghaft wechseln können und zumeist in den Beinen lokalisiert sind. Bauchschmerzen sind ebenfalls auf eine vorübergehende Schädigung, in diesem Fall der Nerven, die den Darm versorgen, zurückzuführen. Gleichzeitig tritt eine Verstopfung auf, weshalb die Darmtätigkeit bei Vincristingaben zumeist von vornherein durch Medikamente reguliert wird.

VP 16 (Vepesid), *VM 26* allergische Reaktionen sind möglich, die Infusion erfolgt aus diesem Grund häufig unter besonderer Überwachung des Patienten.

Nebenwirkungen von Cortison

Cortison führt zu einer Steigerung des Appetits. Diese am Anfang sehr erwünschte Nebenwirkung führt bei längerer Dauer der Cortisonbehandlung zu einer beträchtlichen Gewichtszunahme. Die Kinder bekommen ein rundes Gesicht mit dicken Backen und zumeist auch einen dicken Bauch. Diese Veränderungen sind, wie auch unter Cortison auftretende Unreinheiten der Haut nach Absetzen des Medikamentes, rückläufig. Die Eltern können entscheidend mithelfen, die Gewichtszunahme in Grenzen zu halten. Süßigkeiten sollten soweit als möglich vermieden werden. Ebenso sind salzhaltige Speisen oder Salzgebäck unerwünscht, da Cortison auch zu einer verminderten Salzausscheidung führt. Unter Cortison kann es zur Ausscheidung von Zucker im Harn und zum Ansteigen des Zuckerspiegels im Blut, wie beim Zuckerkranken, kommen. Diese Nebenwirkung ist leicht beherrschbar. Da Cortison auch zu Magengeschwüren führen kann, geben wir zusätzlich Medikamente, die die Magensäure verringern. Ein Ansteigen des Blutdrucks kann ebenfalls medikamentös beherrscht werden.

Die *Infektionsbereitschaft* ist unter Cortison wie unter Zytostatika erhöht.

Sonst harmlose Erkrankungen, wie z.B. Varizellen (Schafblattern, Feuchtblattern, Windpocken) oder Masern, können während einer Cortison- und/oder Zytostatikabehandlung lebensgefährlich werden, wenn keine vorbeugenden oder therapeutischen Maßnahmen ergriffen werden.

Wir können das Kind schützen, wenn die Eltern uns umgehend informieren, daß das Kind mit einem an Varizellen oder Masern erkrankten Kind zusammengekommen ist. Die hohe Infektionsgefahr bei diesen Erkrankungen ist der Grund, warum Geschwister oder Freunde unter 14 Jahren die kleinen Patienten in vielen Kinderabteilungen nicht besuchen dürfen. Sie könnten Infektionskrankheiten einschleppen. Deshalb fragt der Arzt auch bei jeder Krankenhausaufnahme immer wieder, ob das Kind in der Zeit vor der Krankenhausaufnahme mit infektionskranken Kindern zusammengekommen ist (Schule, Kindergarten, Nachbarkinder usw.).

Fragen von Eltern

? *Haben alle Kinder Nebenwirkungen der Zytostatikabehandlung?*
Ja, die meisten Kinder haben irgendwann im Laufe der Behandlung irgendeine Nebenwirkung. Die Häufigkeit des Erbrechens ist von Kind zu Kind sehr unterschiedlich. Eine Vorhersage, welches Kind in welcher Form reagieren wird, ist nicht möglich. Sicher ist, daß die erwähnten Nebenwirkungen auftreten können, aber nicht auftreten müssen und daß es auch einmal eine Nebenwirkung geben könnte, die hier unerwähnt geblieben ist. Ein Gespräch mit Ihrem Arzt wird weitere Fragen klären.

? *Sollen wir unser Kind trotz all dieser möglichen Nebenwirkungen behandeln lassen?*

Ja! Ihr Kind hat eine bösartige Erkrankung. Es ist schwer krank, aber seine Krankheit ist heilbar. Die Behandlung ist eingreifend, aber wir dürfen leider nicht erwarten, daß schwere Erkrankungen mit harmlosen Medikamenten behandelt werden können. Es ist richtig, daß wir, zum Glück nur sehr selten, ein Kind auch an seiner Behandlung, z.B. an einer nicht beherrschbaren Infektion, verlieren können. Wir müssen uns aber vor Augen halten, daß wir das Kind, wenn wir es nicht behandeln, an seiner Krankheit verlieren würden.

? *Gibt es Spätfolgen der Behandlung?*

Ja, Spätfolgen sind möglich. Sie müssen rechtzeitig erkannt und behandelt werden. Dies ist einer der Gründe, warum wir Ihr Kind auch noch nach Abschluß der Behandlung in Kontrolle halten. Trotz der Möglichkeit von später auftretenden Folgen der Behandlung dürfen wir aber eines nicht vergessen: Spätfolgen sind selten und können ebenfalls behandelt werden.

? *Warum dauert eine Zytostatikatherapie so lange?*

Man könnte doch die Leukämie- oder Tumorzellen vernichten und mit der Behandlung aufhören, sobald die Remission erreicht ist. Ja, das könnten wir, wenn es nicht zwei Hindernisse gäbe:

1. Eine Leukämie oder ein bösartiger Tumor wächst aus einer oder einigen wenigen, aus unbekannten Gründen bösartig veränderten Zellen. Zellen sind aber so klein, daß sie nur unter dem Mikroskop zu sehen sind. Dementsprechend vergeht einige Zeit, bis sich die bösartigen Zellen soweit vermehrt haben, daß sie zu Krankheitszeichen führen oder als tastbarer oder im Röntgenbild sichtbarer Tumor in Erscheinung treten. Dies bedeutet aber umgekehrt, daß wir uns bei der Behandlung nicht mit dem Verschwinden der faßbaren Krankheitszeichen begnügen dürfen. Wir müssen vielmehr so lange über die Remission hinaus weiter behandeln, bis wir aufgrund von Erfahrungswerten annehmen dürfen, daß auch die letzten Leukämie- oder Tumorzellen vernichtet sind.

2. Zytostatika und Strahlen wirken im wesentlichen auf Zellen, die sich teilen oder Vorbereitungen zu ihrer Teilung treffen. Leukämie- oder Tumorzellen teilen sich aber nicht ständig. Es gibt Zellen, die zur Zeit der Anfangsbehandlung »ruhen« und zu verschiedenen Zeiten wieder »aufwachen«. Und auch diese Zellen mit leider verschiedenen »Aufwachzeiten« müssen vernichtet werden, um Rückfälle zu vermeiden.

? *Warum geben Sie Zytostatika, wenn ein Tumor vom Chirurgen vollständig entfernt worden ist?*

Jeder Tumor wird genauso wie jedes Organ laufend mit Blut versorgt. Das Blut fließt durch die Tumorgefäße und kehrt durch die Venen wieder in den Blutkreislauf zurück. Natürlich können auf diese Weise auch einzelne Tumorzellen mit dem Blut in den Kreislauf gelangen und in andere Organe, so z. B. in die Lunge, verschleppt werden. Diese verschleppten Tumorzellen siedeln sich in einem oder auch mehreren Organen ab (Fernabsiedelung), vermehren sich dort und bilden schließlich die Tochtergeschwulst (Metastase). Eine Fernabsiedelung kann zur Zeit der Operation so klein sein, daß wir sie mit unseren üblichen Untersuchungsmethoden nicht erfassen können. Wir entdecken sie erst, wenn sie durch Zellteilung und -vermehrung größer geworden ist, und eben diese Zellteilung wollen wir durch Zytostatika verhindern. Deswegen wird auch bei vielen Kindern mit einem radikal operierten Tumor eine Zytostatikabehandlung durchgeführt, gelegentlich beginnt diese Behandlung schon während oder sofort nach der Operation.

? *Woher wissen Sie, welche Zytostatika für die Behandlung unseres Kindes geeignet sind?*

Wir wissen aus Erfahrungen, die in den letzten Jahren international gesammelt worden sind, bei welchen bösartigen Erkrankungen welches Zytostatikum zumeist in Kombination mit verschiedenen anderen Zytostatika Erfolge gebracht hat.

? *Wie sammelt man Erfahrungen auf dem Gebiet?*

Dies geschieht durch »Studien«, an denen viele Behandlungsstellen, am besten in verschiedenen Ländern, also auf internationaler Basis teilnehmen, um rasch zu einer klaren Aussage zu kommen, ob diese oder jene Behandlung bessere Erfolge bringt. Solche Studien werden natürlich nur dann durchgeführt, wenn man *nicht* weiß, ob z. B. das Zytostatikum A (zusätzlich zum Zytostatikum C und D) oder das Zytostatikum B (zusätzlich zum Zytostatikum C und D) besser wirkt, oder wenn man *nicht* weiß, ob es günstiger ist, Patienten zu bestrahlen und zusätzlich mit Zytostatika zu behandeln oder ob es ausreicht, diese Patienten ausschließlich zu bestrahlen oder ausschließlich mit Zytostatika zu behandeln. Unter diesen Umständen kommt es zur Aufteilung der Patienten in zwei Gruppen, wir sprechen von einer »Randomisierung«. Eine Gruppe von Patienten wird nach der einen Form, die zweite nach der anderen Form behandelt. In dem Augenblick, in dem sich zeigt, daß die eine oder andere Behandlungsform bessere Ergebnisse bringt, wird die »Studie« abgebrochen, und alle Patienten werden nach dem als besser erkannten Behandlungsplan behandelt. Diese »Studien« sind die einzige Möglichkeit herauszufinden, mit welcher Form der Behandlung wir eine größere Anzahl von Patienten am Leben erhalten oder auch mehr Spätfolgen verhindern können.

? *Werden wir als Eltern gefragt, ob wir mit der Zuteilung unseres Kindes zur einen oder anderen Behandlungsgruppe einverstanden sind?*

Ja! Die Einwilligung, Ihr Kind im Rahmen einer solchen Studie behandeln zu lassen, liegt bei Ihnen. Sie können die eine oder die andere Form der Behandlung oder eine schon früher bewährte Behandlungsform wählen. Außerdem können Sie auch eine bereits gegebene Einwilligung formlos widerrufen. In diesem Zusammenhang sei jedoch noch einmal hervorgehoben, daß wir selbst im Falle einer »Studie« mit Aufteilung der Patienten in zwei oder auch mehrere Behandlungsgruppen *nicht* wissen, welche Form der Behandlung die besten Ergebnisse geben wird. Wenn wir es wüßten, brauchten wir ja keine Studie.

Das Kind wird aus dem Krankenhaus entlassen

Vorbereitungen vor der Entlassung

Genauso wie das Kind auf die Entlassung vorbereitet werden soll, sollten auch die Personen, die mit ihm in Kontakt kommen werden, vorbereitet sein: Das Aussehen des Kindes hat sich in den letzten Wochen während des Krankenhausaufenthaltes verändert. Für Verwandte, Freunde, Lehrer, Mitschüler ist der neue Anblick des Kindes ungewohnt. Vielleicht haben sie das Kind vor Wochen zuletzt gesehen. Bemerkungen über das veränderte Aussehen können für Kinder jedoch sehr schmerzlich sein und sollten daher soweit als möglich vermieden werden.

Exakte Einhaltung der Zytostatikagaben

Bei Kleinkindern kann das ein Martyrium für die Eltern werden. Manche älteren Kinder erinnern selbst an ihre Medikamente und möchten sie am liebsten alle auf einmal schlucken.

Achtung! Bitte bewahren Sie Zytostatika auch im Hinblick auf Ihre jüngeren Kinder an einem sicheren Ort auf!

Eine Ablehnung der Medikamente durch ältere Kinder ist häufig darauf zurückzuführen, daß die Kinder sich nicht ausreichend informiert fühlen, *warum* sie diese Medikamente schlucken sollen. Hier kann ein Gespräch helfen. Bitte sagen Sie Ihrem Arzt sofort, wenn es Ihnen nicht gelingt, dem Kind die Medikamente zu geben. Wahrscheinlich können weitere Gespräche, insbesondere mit erfahrenen Schwestern helfen, die Schwierigkeiten zu beseitigen.

Pflege bestrahlter Haut

Wenn Ihr Kind noch bestrahlt wird, vermeiden Sie bitte Wasser und Seife. Sollte die Reinigung der Haut unvermeidbar sein, befolgen Sie die Anweisungen des Strahlentherapeuten (s. S. 41). Nach Abschluß der Bestrahlung wird die Haut am besten mit Lanolinsalbe gepflegt. Bestrahlte Haut soll für eine gewisse Zeit vor der Sonne geschützt werden (Strohhut, Kappe oder andere Kopfbedeckung; Hemd beim Spielen anlassen usw.). Ab wann die Haut wieder als »normale« Haut betrachtet werden kann, muß Ihr Arzt entscheiden. Dies ist individuell verschieden. Sonnenbestrahlung muß vorsichtig ausprobiert werden. Rötet sich die Haut auffallend schnell, ist ein Schutz gegen die Sonne angezeigt.

Was muß besonders beachtet werden?

Ausgeprägte Blässe:

Zytostatika führen auch zu einer Anämie (Blutarmut). In diesem Fall sollten Sie Ihren Arzt aufsuchen. Vielleicht braucht Ihr Kind ein Erythrozytenkonzentrat.

Haut- und Schleimhautblutungen:

Zytostatika können auch zu einem Mangel an Blutplättchen (Thrombozyten) führen, wodurch Blutungen begünstigt werden. Wenn Ihr Kind blutet, kommen Sie bitte in die Klinik; Ihr Kind braucht wahrscheinlich ein Thrombozytenkonzentrat. Schleimhautblutungen (Nasenbluten, Blutung aus dem Mund, evtl. »Bluterbrechen«, häufig ausgelöst durch verschlucktes Blut bei Nasenbluten) sind kaum zu übersehen. Größere blaue Flecken, manchmal nach geringfügigen Verletzungen (Anschlagen an Tischkante und ähnliches) fallen zumeist ebenfalls rasch auf. Punktförmige, »flohstichartige« Blutungen (Petechien), die sich häufig über den Schienbeinkanten, den Fußrücken, aber auch im Bereich zu enger Hosengummis oder Gummis, die die Kniestrümpfe oder Socken halten (bitte vermeiden!), finden, werden entweder vom Kind selbst beobachtet oder aber beim Baden entdeckt. Achten Sie bitte auf diese Blutungen.

Auffallende Müdigkeit

nach der Entlassung: Das Kind schläft sehr viel. Dies kann durchaus normal sein. Auf das Kind sind nach Wochen des Krankenhausaufenthaltes viele neue Eindrücke zugekommen. Die Müdigkeit könnte aber auch auf eine laufende oder vor kurzem abgeschlossene Bestrahlung des Schädels zurückzuführen sein. Kommen Sie in die Klinik, und lassen Sie Ihr Kind untersuchen.

Eine plötzliche Erkrankung

des Kindes (Fieber, Husten, Erbrechen, Durchfälle): Rufen Sie den behandelnden Arzt an, kommen Sie in die Klinik, oder suchen Sie Ihren, von der Klinik bereits über die Erkrankung des Kindes informierten Hausarzt auf.

Denken Sie daran, eine vielleicht gerade laufende oder eben erst abgesetzte Cortisonbehandlung zu erwähnen.

Teilen Sie dem Hausarzt, aber auch dem Klinikarzt am Telefon mit, welche Zytostatika Ihr Kind zuletzt bekommen hat.

Infektionskrankheiten in der Umgebung

Bitten Sie Ihre Freunde, die Lehrer aller Ihrer Kinder und die Kindergartentante (sofern eines Ihrer Kinder in den Kindergarten geht), Ihnen sofort mitzuteilen, wenn Varizellen (Schafblattern, Windpocken, Feuchtblattern), Masern oder andere Infektionskrankheiten aufgetreten sind.

Windpocken und Masern können für Kinder unter Cortison und Zytostatika lebensgefährlich werden.

Sobald Sie die Information bekommen, rufen Sie bitte in der Klinik an oder kommen Sie gleich, damit wir Ihr Kind gegen die Krankheit schützen können. Bedenken Sie aber auch, daß Ihr Kind, wenn es bereits angesteckt ist, anderen Kindern, die unter Zytostatika stehen, ebenfalls schaden kann. Fragen Sie, in welchen Raum Sie das Kind bringen können, ohne andere Kinder zu gefährden.

? *Wann kann mein Kind wieder in die Schule gehen?*

Die Beantwortung dieser Frage hängt natürlich vom Befinden Ihres Kindes ab. Üblicherweise brauchen die Kinder nach der Entlassung aus dem Krankenhaus eine gewisse Zeit der Schonung. Es stürmen ja schon durch die Entlassung und die Heimkehr so viele neue Eindrücke auf sie ein. Zu lange sollte diese Schonzeit jedoch im Interesse Ihres Kindes nicht ausfallen. Das Kind braucht die Schule, wie der Erwachsene seinen Beruf und wird häufig selbst den Wunsch äußern, wieder in die Schule zu gehen. Bitte besprechen Sie die Frage mit Ihrem Arzt.

Hierher gehört auch die Frage nach der Benutzung von *öffentlichen Verkehrsmitteln* und Aufenthalt in *Menschenansammlungen* (z.B. in öffentlichen Schwimmbädern). Ihr Kind soll nicht unter einer »Glashaube« stehen. Auf der anderen Seite gibt es aber Zeiten, in denen Ihr Kind besonders infektionsgefährdet ist, sei es, weil die Leukozyten besonders niedrig sind oder weil es eben eine einschneidende Behandlung hat oder weil gerade eine Grippewelle ausgebrochen ist. In diesen Fällen sollten größere Menschenansammlungen und öffentliche Verkehrsmittel nach Möglichkeit gemieden werden.

? *Kann das Kind am Turnunterricht teilnehmen?*

Diese Frage sollten Sie besonders mit dem behandelnden Arzt besprechen. Sie kann nicht allgemein beantwortet werden. Sicher *muß* der Turnunterricht vermieden werden, wenn eine Blutungsneigung besteht (Mangel an Blutplättchen).

? *Dürfen wir mit dem Kind in Urlaub fahren?*

Ja, natürlich. Es ist jedoch günstig, den Termin schon einige Zeit vorher mit den Ärzten zu besprechen, damit geklärt werden kann, ob zur Zeit des geplanten Urlaubs nicht gerade weitere Zytostatikagaben fällig sind. Es kann dann in Ruhe besprochen werden, ob die Zytostatikagaben oder der Urlaub verschoben werden müssen oder ob die Zytostatika vielleicht auch am Urlaubsort von einem anderen Arzt gegeben werden können. Kontrollen des Blutbildes können natürlich auch an anderen Krankenhäusern, auch im Ausland durchgeführt werden. Wenn Ihr Arzt das Urlaubsziel rechtzeitig kennt, kann er Sie auch beraten, wo diese Kontrollen am besten durchgeführt werden können. Wenn Sie in Urlaub fahren, nehmen Sie den Blutgruppenausweis Ihres Kindes, einen Brief Ihres Arztes und die Telefonnummer der Klinik mit, um Fragen nötigenfalls auch telefonisch abklären zu können. Wenn Ihr Kind aber gerade anämisch (blutarm), stark leukopenisch (wenig weiße Blutkörperchen) oder gar thrombopenisch (wenig Blutplättchen) ist, sollten Sie den Urlaub lieber doch verschieben.

? *Darf unser Kind geimpft werden?*

Gegen eine Impfung mit »Totimpfstoff« (z.B. Tetanus) ist nichts einzuwenden. Impfungen mit »Lebendimpfstoff« (z.B. Masern, Kinderlähmung) sollten nicht durchgeführt werden, weil man nicht sicher weiß, ob das Kind unter Zytostatika genügend Abwehrstoffe (Antikörper) gegen das Impfvirus bilden kann. Bevor eine Impfung mit »Lebendimpfstoff« durchgeführt wird, sollte die Zytostatikatherapie mindestens ein Jahr beendet sein. Hier wird Sie der behandelnde Arzt genau beraten.

Ambulante Betreuung und Kontrolluntersuchungen

Zwischenbericht

In erster Linie wollen wir von Ihnen wissen, wie es Ihrem Kind und Ihnen in der Zwischenzeit ergangen ist. Ist Ihr Kind mit kranken Kindern zusammengekommen? War Ihr Kind in der Zwischenzeit krank? Wie war der Appetit? Hat das Kind gefiebert, gehustet, erbrochen? Wie war der Stuhl? Klagt das Kind über Brennen beim Wasserlassen? Haben Sie Blutungen beobachtet? Haben Sie alle vorgesehenen Medikamente geben können? Wie war die Verträglichkeit der Medikamente? Gab es sonstige Besonderheiten? Wie ist die letzte Schularbeit ausgefallen? Und vieles andere mehr.

Klinische Untersuchung

Natürlich wird Ihr Kind, wie Ihnen ja schon von der ersten Klinikaufnahme her bekannt ist, von Kopf bis Fuß jedesmal angesehen. Allgemein- und Ernährungszustand, aber auch Gewicht und Länge sind wichtig. Lymphknoten, Leber, Milz, natürlich Herz und Lunge, Haut (Ausschlag? Blaue Flecken? Flohstichartige Blutungen?) und Schleimhäute (offene Stellen? Geschwüre? Beläge? Pilze? Blutungen?), Rachen, Zähne usw. werden untersucht.

Je nach der Krankheit Ihres Kindes und früheren Befunden werden verschiedene Dinge ganz besonders wichtig. Hatte Ihr Kind z. B. eine Leukämie oder ein Non-Hodgkin-Lymphom, steht die Beurteilung von Lymphknoten, Leber, Milz und Hoden im Vordergrund. Hatte Ihr Kind einen Tumor, wird die damals betroffene Gegend besonders interessieren. War es ein Hirntumor oder ein Tumor im Spinalkanal (Wirbelkanal), wird die neurologische Untersuchung im Vordergrund stehen.

Bei vielen Kindern kontrollieren wir den Gang. Kann das Kind auf einem Bein stehen oder hüpfen? Kann es auf Zehen und auf Fersen gehen? Vincristin (Oncovin), das in vielen Behandlungsplänen verwendet wird, ist neurotoxisch (nervenschädigend) und kann zu Gangstörungen, Schwäche in den Beinen und Verlust der Sehnenreflexe führen.

Alle weiteren Maßnahmen werden natürlich davon abhängen, an welcher Krankheit Ihr Kind leidet und welche Medikamente Ihr Kind gerade bekommen soll.

Weitere Untersuchungen

Bei nahezu allen Kindern machen wir ein Blutbild. Von diesem Blutbild hängt das weitere Vorgehen ab: Die Anzahl der weißen Blutkörperchen (Leukozyten) ist wichtig, z. B. um die Dauerbehandlung bei einem Kind mit einer Leukämie richtig einzustellen. Der Färbegehalt der roten Blutkörperchen (Hämoglobingehalt, Hb) gibt uns Aufschluß über eine bestehende Blutarmut. Vielleicht braucht Ihr Kind ein Erythrozytenkonzentrat. Hat Ihr Kind eine stark erniedrigte Thrombozytenzahl und Haut- oder Schleimhautblutungen, so braucht es ein Thrombozytenkonzentrat. Bei niedrigen Thrombozyten sollten die Kinder nicht am Turnunterricht teilnehmen.

Gelegentlich wird Blut aus der Vene abgenommen, um die Blutsenkungsgeschwindigkeit und andere Werte, die z.B. über die Funktion der Leber, der Niere und des allgemeinen Stoffwechsels Aufschluß geben, zu bestimmen. Insbesondere dann, wenn Ihr Kind über Brennen beim Wasserlassen klagt, aber auch als Routineuntersuchung, wird der Harn immer wieder kontrolliert.

Bei Kindern mit einer Leukämie oder einem Non-Hodgkin-Lymphom ist gelegentlich eine Knochenmarkspunktion notwendig. Bei diesen Kindern und bei Kindern mit einem Hirntumor kann auch die gelegentlich notwendige Lumbalpunktion, um Methotrexat in den Liquor zu spritzen, ambulant durchgeführt werden. Anschließend sollten die Kinder jedoch mindestens 1 Stunde liegen.

Bei allen Kindern erfolgt gelegentlich ein Kontrollröntgenbild des Brustkorbes, ein Thoraxröntgen. Bei allen Kindern, die einen Tumor im Bauchraum hatten (z.B. Wilms-Tumor oder Neuroblastom) oder deren Lymphknoten im Rahmen anderer Erkrankungen (Hodgkin-Lymphom oder Non-Hodgkin-Lymphom) im Bauchraum vergrößert waren, werden Ultraschalluntersuchungen, Kontrollen der Computertomographie des Bauches, evtl. auch eine intravenöse Pyelographie durchgeführt. Kinder mit einem Hirntumor, aber auch Kinder mit anderen Erkrankungen werden gelegentlicher Kontrollen des Augenhintergrundes, einer Computertomographie des Schädels oder einer Hirnszintigraphie bedürfen. Bei Kindern mit Veränderungen im Skelett werden Röntgenkontrollen des Knochenapparates oder eine Szintigraphie, s. S. 31 durchgeführt. Bei Kindern mit einem Neuroblastom schließlich wird in regelmäßigen Abständen die Katechoalaminausscheidung im 24-Stunden-Harn beurteilt.

? *Sollen wir unserem Kind vorher sagen, daß eine Kontrolle des Knochenmarks oder eine Lumbalpunktion gemacht werden wird?*

Die Beantwortung dieser Frage hängt von den Wünschen Ihres Kindes ab. Fragen Sie es selbst. Die 8jährige Christina will es vorher wissen. Der 12jährige Gregor meinte, »eigentlich schon; nein, eigentlich ist es besser, wenn man es nicht weiß«. Gregor erzählte uns später auch, daß er böse auf uns gewesen sei. Wir hätten ihm nämlich jeweils vor dem raschen Anziehen am Stempel der Spritze (um das Knochenmark anzusaugen) gesagt, »Achtung, jetzt wird's etwas weh tun«. Es habe aber nicht wehgetan. Er meinte, wir hätten uns diese Bemerkung ersparen können. Klaus, 13jährig, will unter allen Umständen vorher informiert sein. Er sagt selbst, daß er Angst vor der Punktion hat und jedesmal einen Schweißausbruch bekommt. Nach der Knochenmarkspunktion stellt er erstaunt fest, daß es »super« gewesen sei und wirklich nur beim Anziehen mit der Spritze wehgetan habe.

Die Behandlung

Die Dauertherapie einer Leukämie, eines Non-Hodgkin-Lymphoms – Puri-Nethol täglich, Methotrexat einmal pro Woche – wird natürlich ambulant durchgeführt. Bei der Dosierung (Menge) der Präparate können sich durch das Blutbild, insbesondere durch die Anzahl der weißen Blutkörperchen (Leukozyten) Änderungen ergeben. Das Ziel ist, die Leukozyten etwa zwischen 2000 und 3500 pro mm^3 zu halten.

Grundsätzlich können auch andere Formen der Behandlung, z.B. täglich nötige Injektionen, Infusionen und Bestrahlung, ambulant durchgeführt werden. Voraussetzungen sind gute Verträglichkeit der Behandlung, verfügbare Zeit der Eltern und keine allzu große Entfernung zwischen Wohnort und Behandlungsstelle. Treten Infektion oder Blutungen auf, wird jedoch eine Klinikaufnahme zumeist nötig werden.

Weitere Kontrollen nach Abschluß der Behandlung

Ist die Behandlung abgeschlossen, freuen wir uns mit Ihnen und dem Kind, denn es ist auch »unser Kind«, das außer Therapie ist. Die Kontrollen aber gehen weiter, alle 6 Wochen, alle 2, alle 3, alle 6 Monate, schließlich einmal im Jahr und jederzeit bei Bedarf. Ganz aus dem Auge verlieren wollen und dürfen wir die Kinder nicht. Einerseits besteht, wie Sie selbst wissen, die Möglichkeit eines Rückfalls, andererseits müssen eventuelle Spätfolgen der Therapie rechtzeitig erkannt und behandelt werden.

Die Wahrscheinlichkeit eines Rückfalls wird mit zunehmendem Abstand vom Ende der Behandlung immer kleiner. Dennoch dürfen wir nicht nachlässig werden. Ein Rückfall muß rechtzeitig erkannt und behandelt werden. Es gibt schon viele Kinder, die bereits zum zweiten Mal frei von Leukämie oder frei von Tumor sind und zum zweiten Mal »außer Therapie« gegangen sind.

Spätfolgen der Behandlung

Spätfolgen der Therapie können nicht immer vermieden werden. Das Kind, das ja noch viele Jahre vor sich hat, würde uns ihre Vernachlässigung nicht verzeihen. Wir müssen die ersten Anzeichen also suchen und uns folgende Fragen stellen:

Wie wächst das Kind?
Während der Behandlung ist das Wachstum der Kinder zumeist eingeschränkt. Nach Ende der Behandlung kommt es bei den meisten Kindern zu einem Wachstumsschub. Bleibt dieser aus, muß die Ursache gesucht werden. Durch die Bestrahlung des Schädels kann es zu einer Verminderung der Ausschüttung des Wachstumshormons aus der Hypophyse (Hirnanhangsdrüse) kommen. Schließlich liegen sowohl die Hypophyse, als auch die ihr übergeordneten Stellen im Bestrahlungsfeld. Ein Röntgenbild der Hand ist notwendig. Aus der Zahl und der Größe der Knochenkerne kann das »Knochenalter« bestimmt werden. Ist das Knochenalter »jünger« als es dem tatsächlichen Alter entspricht, liegt ein Mangel an Wachstumshormon nahe. Die notwendigen weiteren Untersuchungen sind nicht eingreifend. Wird der Verdacht auf einen Wachstumshormonmangel bestätigt, wird Wachstumshormon gespritzt, und das Kind hat gute Chancen, eine seinen Familienmitgliedern entsprechende Größe zu erreichen.

Die Bestrahlung der Wirbelsäule kann ebenfalls zu einer geringfügigen (max. 5 cm) Verminderung des Wachstums führen. Diese Einschränkung des Wachstums muß in Kauf genommen werden. Insbesondere, wenn ein Tumor im Wirbelkanal gelegen war, kommt es jedoch vor, daß die Wirbelsäule nicht ganz symmetrisch wächst, d.h. daß es zur Verkrümmung der Wirbelsäule (Skoliose) kommt. Deswegen sollte auch die Wirbelsäule dieser Kinder regelmäßig kontrolliert werden. Fällt eine Verkrümmung auf, wird das Kind dem Orthopäden zur Behandlung vorgestellt.

Ist die Funktion der Schilddrüse in Ordnung?
Die Mitbestrahlung der Schilddrüse (z.B. im Rahmen der Bestrahlung von Halslymphknoten) kann zu einer Minderfunktion der Schilddrüse führen. In seltenen Fällen kann auch die Bestrahlung des Schädels eine geringfügige Unterfunktion der Schilddrüse bewirken, da die der Schilddrü-

se übergeordneten Stellen, z.B. die Hypophyse (Hirnanhangsdrüse), nicht aus dem Bestrahlungsfeld herausgehalten werden können. Lag die Schilddrüse im Bestrahlungsfeld, werden in gewissen Abständen die Schilddrüsenhormone aus dem Blut bestimmt. Sollte eine Minderfunktion der Schilddrüse vorliegen, können Schilddrüsenhormone in Tablettenform verabreicht werden.

Ist die Keimdrüsenfunktion intakt?

Eine Schädigung der Keimdrüsen (Hoden, Eierstöcke) könnte verschiedene Gründe haben:

1. Bestrahlung der Hypophyse (Hirnanhangsdrüse) und der ihr übergeordneten Zentren im Rahmen einer Schädelbestrahlung (s. S. 44).
2. Direkte Bestrahlung der Hoden oder Eierstöcke (s. S. 45).
3. Zytostatika, wobei hier vor allem Cyclophosphamid (Endoxan) und Cytosin-Arabinosid (Alexan) als Ursache in Frage kommen.

Diese Möglichkeiten der Schädigung der Keimdrüsen verpflichten, das Kind etwa im 12. Lebensjahr daraufhin zu untersuchen. Wieder handelt es sich um eine Blutabnahme, wobei aus der Blutprobe die männlichen bzw. weiblichen Geschlechtshormone und die von der Hypophyse ausgeschütteten, die Keimdrüsen anregenden Hormone bestimmt werden können.

Sollte das Kind aufgrund einer der beiden erstgenannten Ursachen (Bestrahlung der Hypophyse oder der Hoden bzw. der Eierstöcke) keine ausreichende eigene Produktion von Geschlechtshormonen haben, können auch diese durch regelmäßige Gaben ersetzt werden. Auf diese Weise kann eine normale Pubertät bei beiden Geschlechtern ausgelöst werden.

Eine Schädigung der Keimdrüsen durch Zytostatika würde erst später in Form einer Zeugungsunfähigkeit bzw. Unfruchtbarkeit in Erscheinung treten. In diesem Zusammenhang sei betont, daß Männer schon unter Zytostatikabehandlung oder nach Absetzen dieser Zytostatika gesunde Kinder gezeugt und Frauen unter Zytostatika (!) und nach Absetzen der Zytostatika gesunde Kinder geboren haben. Darüber hinaus muß erwähnt werden, daß es Anhaltspunkte dafür gibt, daß kindliche Keimdrüsen durch Zytostatika weniger geschädigt werden als die Keimdrüsen erwachsener Patienten.

Die vor einem Jahrzehnt noch unvorstellbare Verbesserung der Überlebenschancen von Kindern mit einer Leukämie oder einem bösartigen Tumor hat also neue Probleme mit sich gebracht. Noch sind zu wenige ehemalige Kinder, die eine Leukämie oder einen bösartigen Tumor überstanden haben, so erwachsen geworden, daß diese Fragen sicher zu beantworten wären. Die bisherigen Beobachtungen lassen aber darauf schließen, daß die behandelten Kinder später gesunde Kinder haben werden.

Die einzelnen Krankheitsbilder

Leukämie

Die Leukämie ist die häufigste bösartige Erkrankung des Kindesalters. Während diese Krankheit in früheren Jahren fast immer tödlich gewesen ist, können Kinder mit einer Leukämie heute durch eine entsprechende Behandlung geheilt werden. Die Leukämie ist weder ansteckend noch erblich. Sie ist auf eine unkontrollierte, sozusagen »außer Rand und Band« geratene Vermehrung krankhaft veränderter, unreifer Blutzellen im Knochenmark zurückzuführen. Warum sich eine unreife Zelle krankhaft verändert hat und warum sie sich weitervermehrt, ohne sich wie gesunde unreife Zellen weiterzuentwickeln, wissen wir noch nicht, obwohl viele Forscher in vielen Ländern an dieser Frage arbeiten.

Blut, gesunde Blutkörperchen und ihre normalen Funktionen

Um die Leukämie und ihre absolut notwendige Behandlung verständlich zu machen, müssen einige Worte über das Blut und seine Bestandteile vorausgeschickt werden: Das Blut fließt, angetrieben vom Herzen als Pumpe, innerhalb der Blutgefäße durch den ganzen Körper. Es besteht aus einer Flüssigkeit, dem Plasma, und aus den reifen Blutkörperchen. Die reifen Blutkörperchen entwickeln sich aus unreifen Zellen im Knochenmark. Das Knochenmark besteht somit nicht nur aus Fett- und Bindegewebe, sondern auch aus unreifen und reifen Blutzellen sowie vielen Zellen, die zwischen den unreifen und den reifen Zellen gelegen sind (Zwischenstufen). Die ganz unreifen Zellen, die Stammzellen, sind sozusagen die Urmütter aller Blutkörperchen. Aus ihnen entwickeln sich über verschiedene Zwischenstufen die roten Blutkörperchen (Erythrozyten, »Erys«), die Blutplättchen (Thrombozyten) und die weißen Blutkörperchen (Leukozyten). Bei den weißen Blutkörperchen unterscheiden wir im wesentlichen die Granulozyten (sie haben feinste Granula oder Körnchen in ihrem Plasma) und die Lymphozyten. Jede dieser Blutzellarten hat ihre spezielle Aufgabe zu erfüllen.

Die *roten* Blutkörperchen (Erythrozyten) sorgen für den Transport von Sauerstoff und Kohlendioxid. Sie beladen sich in der Lunge mit Sauerstoff, bringen diesen durch die Lungenvenen zum Herzen und durch die Arterien und deren Aufzweigungen zu jedem einzelnen Organ, das wieder aus einzelnen Zellen besteht. Dort tauschen die Erythrozyten den Sauerstoff

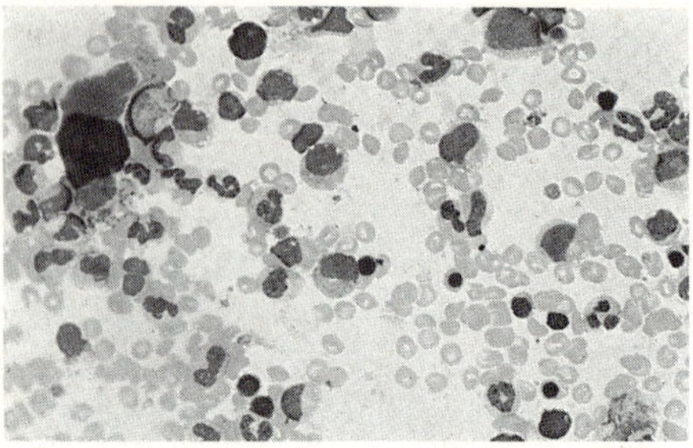

Abb. 12 Normales Blutbild, Übersichtsvergrößerung

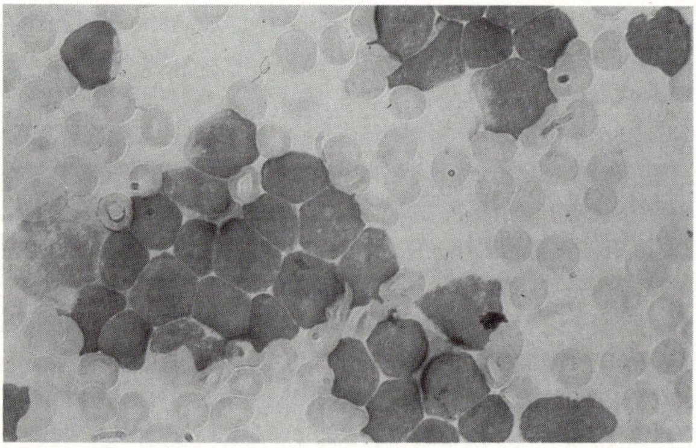

Abb. 13 Krankhafte Veränderungen im Blutbild

gegen Kohlendioxid aus. Durch die Venen wandern die Erythrozyten zurück zum Herzen und weiter durch die Lungenarterien wieder zur Lunge, wo sie das Kohlendioxid abladen und neuerlich Sauerstoff tanken. Um Sauerstoff bzw. Kohlendioxid zu transportieren, benötigen die roten Blutkörperchen (Erythrozyten) den Eiweißkörper Hämoglobin (Hb).

Die *Blutplättchen* (Thrombozyten) sind für das normale Funktionieren der Gerinnung des Blutes unerläßlich. Einerseits verstopfen die Thrombozyten Löcher in den Blutgefäßen, die eine Verletzung erlitten haben, andererseits produzieren sie Stoffe, die für die Stillung einer Blutung nötig sind.

Die *weißen* Blutkörperchen (Leukozyten) sind für die Abwehr von Infektionen zuständig. Die Granulozyten töten die Bakterien unter anderem dadurch, daß sie sie auffressen. Ein Teil der Lymphozyten (T-Lympho-

zyten) hilft den Granulozyten bei dieser Tätigkeit. Andere Lymphozyten (B-Lymphozyten) bilden Abwehrstoffe (Antikörper) gegen Infektionserreger (Bakterien und Viren).

Ein »Vorfahre« der Blutkörperchen wird krank

Aus noch ungeklärter Ursache kann sich eine Stammzelle oder eine unreife Vor- oder Zwischenstufe krankhaft verändern und vermehren. Mit zunehmender Vermehrung brauchen diese krankhaften Zellen, die *Blasten*, immer mehr Platz im Knochenmark. Rücksichtslos verdrängen sie die reifen Zellen, aber auch die gesunden Vor- und Zwischenstufen. Dementsprechend werden immer weniger reife, funktionstüchtige Blutkörperchen vorhanden sein oder auch nachgebildet werden können. Die Vermehrung der krankhaften Zellen schreitet weiter voran. Schließlich ist das Knochenmark mit Blasten so vollgestopft, daß auch diese aus dem Knochenmark auswandern müssen. Sie wandern, weil sie im Knochenmark keinen Platz mehr haben, in die Peripherie, ins außerhalb des Knochenmarks gelegene periphere Blut und in andere Organe, so insbesondere in Leber, Milz und Lymphknoten. Grundsätzlich können die Blasten jedoch in alle Organe und Gewebe weiterwandern.

Krankheitszeichen der Leukämie

Die Krankheitszeichen (Symptome, Tab. 4) sind aus dem Vorherigen sicher besser verständlich geworden. Blässe und Blutarmut (Anämie) sind auf die Verminderung der roten Blutkörperchen (Erythrozyten) und ihres Hämoglobingehaltes zurückzuführen. Auch die Müdigkeit und die geringere Belastbarkeit des Kindes sind klarer geworden; sind doch die wenigen noch vorhandenen roten Blutkörperchen kaum mehr in der Lage, ausreichend Sauerstoff für eine altersgemäße körperliche Leistung zu transportieren. Die blauen Flecken, die schon nach ganz geringfügigen Verletzungen aufgetreten sind, sind ebenso wie kleine »flohstichartige« Blutungen (Petechien) durch die Verminderung der Blutplättchen, die ja für die Stillung von Blutungen mitverantwortlich sind, zu erklären. Vielleicht hat das Kind in der letzten Zeit auch besonders häufig gefiebert, schlecht heilende Wunden gehabt, z. B. unter einer nicht heilen wollenden Halsentzündung (Angina) gelitten. Schuld daran ist eine Verminderung der Granulozyten. Der Arzt hat Ihnen möglicherweise auch von einer vergrößerten Leber, einer vergrößerten Milz oder von vergrößerten Lymphknoten berichtet. Die Vergrößerung dieser Organe ist auf Blasten zurückzuführen, die «ausgewan-

Tab. 4 Krankheitszeichen und Befunde bei Leukämie

Krankheitszeichen (Symptome)	Ursachen
Blässe, Blutarmut (Anämie) Müdigkeit, geringe Belastbarkeit	Verminderung der roten Blutkörperchen (Erythrozyten) Verminderung des Hämoglobingehalts (Hb)
Blaue Flecken (Hautblutungen = Hämatome) »flohstichartige« Blutungen (Petechien) Schleimhautblutungen	Verminderung der Blutplättchen (Thrombozyten)
Fieber, schlecht heilende Wunden Entzündungen an Haut und Schleimhäuten Anfälligkeit für Infektionen	Verminderung der weißen Blutkörperchen (Leukozyten)
Vergrößerung von Leber, Milz, Lymphknoten, Knochenschmerzen, Gelenkschmerzen	Auswanderung der Leukämiezellen (Blasten) aus dem Zentrum (Knochenmark) in die Peripherie (in verschiedene Organe)

dert« sind. Da Blasten grundsätzlich in alle Organe wandern können, werden aber auch Knochenschmerzen oder Gelenkschmerzen, die zur Diagnose Rheumatismus führen können, verständlich. Selten sind auch im Liquor (Flüssigkeit, die Hirn und Rückenmark umgibt) Blasten aufzufinden.

Es sei betont, daß nicht alle Kinder mit einer Leukämie alle diese Krankheitszeichen (Symptome) haben müssen und daß verschiedene Kombinationen einzelner hier erwähnter Symptome möglich sind.

Wie stellt man die Diagnose Leukämie?

Die Vorgeschichte und die klinischen Befunde (Blässe, Hautblutungen, vielleicht vorhandene entzündliche Erscheinungen, Vergrößerung von Leber, Milz und Lymphknoten) lassen den Arzt auch an die Möglichkeit einer Leukämie denken (s. Tab. 1, S. 17). Er nimmt dem Kind Blut ab und untersucht es unter dem Mikroskop. Er zählt die Anzahl der roten Blutkörperchen (Erythrozyten), der weißen Blutkörperchen (Leukozyten) und betrachtet das Differentialblutbild mit folgender Fragestellung:

1. Sind die roten Blutkörperchen und der Hämoglobingehalt vermindert?
2. Wie hoch ist die Zahl der weißen Blutkörperchen und der Blutplättchen?
3. Ist das Verhältnis der einzelnen Formen der weißen Blutkörperchen zueinander normal, oder ist es verschoben und finden sich krankhafte Zellen (Blasten) im Blutausstrich (Differentialblutbild, s. S. 27)?

Als nächstes erfolgt die *Knochenmarkspunktion* (s. S. 30). Die Zellen im Knochenmark können bei einer akuten Leukämie fast alle gleich aussehen, handelt es sich doch um »Kinder« und »Kindeskinder« der gleichen unreifen, krankhaft veränderten Zelle. Das Bild eines gesunden Knochenmarks hingegen ist »bunt«, da Vorstufen, Zwischenstufen und reife Blutkörperchen gleichzeitig zu sehen sind.

Weitere Untersuchungen für einen risikogerechten Behandlungsplan

Ist die Diagnose Leukämie durch die Untersuchung des Knochenmarks gesichert, folgen noch einige Untersuchungen, die Aufschluß über das Ausmaß der Erkrankung geben sollen. Um eine risikogerechte Behandlung durchführen zu können, muß festgestellt werden, wie weit die Leukämie um sich gegriffen hat. Dabei ist die Feststellung der Größe von Leber und Milz besonders wichtig. Je größer diese beiden Organe sind und je höher die Anzahl der krankhaft veränderten Zellen im peripheren Blut ist, desto intensiver muß auch die Behandlung sein.

Welche Formen der Leukämie gibt es?

Wir unterscheiden eine *akute* von einer *chronischen* Form der Leukämie. Letztere geht von den Vorfahren der Granulozyten aus und wird als chronische myeloische Leukämie (CML) bezeichnet. Aufgrund der Chromosomenkultur kann die CML weiter differenziert werden.

Die meisten der an Leukämie erkrankten Kinder haben eine akute Leukämie, bei der man wieder zwei Formen unterscheidet: die akute *myeloische* Leukämie, ausgehend von unreifen Vorstufen der Granulozyten, nach den Anfangsbuchstaben *AML* bezeichnet, und die akute *lymphoblastische* Leukämie, die ebenfalls nach ihren Anfangsbuchstaben als *ALL* bezeichnet wird. Die ALL ist die häufigste Leukämieform des Kindesalters. Sie geht von frühen, krankhaft veränderten Vorfahren der Lymphozyten, den Lymphoblasten, aus.

? *Was geschieht, wenn das Kind ein Rezidiv erleidet?*

Das trifft uns alle, aber wir fangen mit Ihnen gemeinsam wieder von vorne an. Es gibt Kinder, die ihren Rückfall schon wieder um Jahre überlebt haben und die längst zum zweiten Mal außer Therapie sind.

? *Wird unser Kind die Krankheit und die Behandlung überleben?*

Diese für Sie wichtigste Frage können wir leider nicht beantworten. Wir können Ihnen nur sagen, daß heute ein großer Teil der Kinder mit einer akuten lymphoblastischen Leukämie geheilt werden kann.

? *Wann hat die Leukämie bei unserem Kind begonnen? Hätte das Kind bessere Überlebenschancen, wenn die Erkrankung früher erkannt worden wäre?*

Wir werden nie genau wissen, wann die Erkrankung Ihres Kindes begonnen hat. Da die akute Leukämie eher rasch zu Krankheitszeichen führt, kann sich die Diagnose kaum sehr lange verzögert haben. War der Beginn schleichend, etwa Blässe und Müdigkeit, war es jedenfalls sowohl für Sie als auch für Ihren Arzt naheliegend, zuerst einmal an ganz andere, harmlose Krankheiten zu denken.

Behandlung der akuten myeloischen Leukämie (AML)

Kinder mit einer AML werden ebenfalls nach aggressiven Therapieprotokollen behandelt. Die therapeutischen Prinzipien entsprechen denen, die bei der Therapie der ALL genannt sind. Die Erkrankung kann von jeder Vorstufe der sog. myeloischen Reihe ausgehen. So ist auch verständlich, daß verschiedene Formen der AML unterschieden werden. Nach Rezidiv einer AML kann die Knochenmarkstransplantation die Heilungsmöglichkeit des Kindes bedeuten.

Behandlung der chronischen myeloischen Leukämie (CML)

Diese Form der Leukämie ist beim Kind sehr selten. Die Art der Behandlung hängt auch vom Ergebnis der Chromosomenkultur ab, mit deren Hilfe wir zwischen der »kindlichen« und der »erwachsenen« Form der CML unterscheiden können. Die Knochenmarktransplantation kann Heilung bedeuten (s. S. 85).

Die Fragen zu den Nebenwirkungen der Zytostatika und der Strahlenbehandlung sowie zur ambulanten Behandlung und den Kontrolluntersuchungen werden auf den Seiten 39, 51, 66ff. behandelt.

Die Knochenmarktransplantation*

Die ersten Versuche mit der Übertragung von Knochenmark von Mensch zu Mensch gehen auf die 50er Jahre unseres Jahrhunderts zurück.

Mittlerweile wurden wesentliche Fortschritte erzielt, so daß die Knochenmarkstransplantation heute bei der Behandlung bestimmter Erkrankungen der blutbildenden Organe und des Abwehrsystems ihren festen Platz einnimmt. Die meisten leukämiekranken Kinder können durch Chemotherapie geheilt werden, leider gelingt dies aber nicht bei allen Patienten. Viele der Kinder bei denen die Chemotherapie nicht erfolgreich ist, können durch eine Knochenmarktransplantation gerettet werden. Jedoch hat auch diese Methode ihre Probleme und Risiken. Weltweit wird auf diesem Gebiet intensive Forschung betrieben, so daß die Anwendungsmöglichkeiten der Knochenmarktransplantation bei weiterer Verbesserung der Ergebnisse in Zukunft sicherlich noch zunehmen werden.

Deshalb wird die Methode der Knochenmarktransplantation so ausführlich dargestellt.

Die Eltern stehen vor einer schwerwiegenden Entscheidung, besonders wenn die Spende eines Geschwisters erwogen wird. Natürlich wird der behandelnde Arzt die Eltern beraten.

Spendermark oder eigenes Mark – allogene oder autologe Knochenmarktransplantation

Bei einer Knochenmarktransplantation wird in der Regel Mark eines gesunden Spenders auf den Patienten übertragen. Diesen Vorgang bezeichnet man als *»allogene« Transplantation*. Es ist sicher bekannt, daß in bestimmten Fällen auch das eigene Mark des Patienten zur Transplantation verwendet wird. Eine derartige *»autologe« Transplantation* dient folgendem Zweck: Nach der Gabe von Zytostatika, wie sie bei der Behandlung von Leukämien oder Tumoren verwendet werden, kommt es zur Verminderung der Blutzellen. Die Kinder haben einen niedrigen Hb-Wert, niedrige Leukozyten- oder Thrombozytenzahlen. Das liegt daran, daß das Knochenmark auf Zytostatika recht empfindlich reagiert und dann weniger Zellen produziert. Bei üblichen Dosierungen erholt sich das Knochenmark wieder innerhalb von 2–4 Wochen. Dies zeigt sich am Wiederanstieg der Blutwerte.

---

* von Dr. med. U. Glöckel, Kinderklinik Bamberg

Durch diese Empfindlichkeit des Knochenmarkes besteht für Zytostatika eine Dosisgrenze, die nicht überschritten werden kann, da das Knochenmark sonst auf Dauer geschädigt wird. Diese Grenze läßt sich umgehen, wenn man dem Patienten eigenes Knochenmark entnimmt, dieses tiefgefroren aufbewahrt und es ihm nach einer hochdosierten Bestrahlung oder Chemotherapie wieder zurückgibt. Durch eine solche autologe Transplantation ist eine Dosissteigerung über den knochenmarkverträglichen Bereich hinaus möglich, da das entnommene Mark ja nicht mitbehandelt wird. Es bietet sich hier eine zusätzliche Therapiemöglichkeit, beispielsweise für Tumoren, die auf »normale« Dosen von Zytostatika nicht ansprechen.

Eine autologe Transplantation kann auch als *»periphere Stammzelltransplantation«* erfolgen. In diesem Fall wird dem Patienten kein Knochenmark entnommen, sondern es werden mit einem aufwendigen Verfahren aus dem Blut des Patienten Zellen gewonnen, die dann für die Transplantation verwendet werden.

Es ist einleuchtend, daß autologe Transplantationen bei Leukämien problematisch sind, da in diesem Fall das Knochenmark bzw. Blut selbst erkrankt ist. Es könnten ja mit dem eigenen Mark wieder Leukämiezellen übertragen werden. Sinnvoll ist eine solche Maßnahme nur dann, wenn das autologe Mark in einer Phase entnommen werden kann, in der möglichst keine Leukämiezellen im Körper nachweisbar sind, also in einer Remissionsphase. Es gibt bereits Versuche, autologes Knochenmark außerhalb des Körpers im Labor von Leukämiezellen zu reinigen, doch existiert bis heute kein Verfahren, mit dem dies vollständig gelingt. Autologe Transplantationen bei Leukämien sind dementsprechend mit einem hohen Rückfallrisiko verbunden. Damit bleibt bis heute die allogene Knochenmarktransplantation für Leukämiepatienten die bevorzugte Methode, sofern ein passender Spender vorhanden ist. Ist dies nicht der Fall, kann unter günstigen Voraussetzungen auch bei leukämiekranken Kindern eine autologe Transplantation erwogen werden.

Was sind HLA-Antigene? Welche Bedeutung haben sie für die Spendersuche?

Auf fast allen Körperzellen des Menschen, auch auf Knochenmarkzellen und den Zellen des Abwehrsystems, finden sich die »HLA-Antigene«. Es handelt sich dabei um Merkmale der Zelloberfläche, die bei jedem Menschen ein bestimmtes Muster ergeben. Diese HLA-Antigene lassen sich verschiedenen Gruppen zuordnen, die man als HLA A-, B-, C- und D- bzw. DR-Merkmale bezeichnet. Es gibt nun beispielsweise nicht nur **ein** HLA B-

Welche weiteren Voraussetzungen muß ein Knochenmarkspender erfüllen?

Neben HLA-Verträglichkeit mit dem Patienten muß ein Knochenmarkspender noch weitere Bedingungen erfüllen: Er muß natürlich gesund sein. Insbesondere sollte er, da die Knochenmarkspende mit einer Narkose verbunden ist, keine Erkrankung haben, die ein erhöhtes Narkoserisiko bedeuten würde. Außerdem darf er an keiner übertragbaren Infektionskrankheit leiden. Für nichtverwandte Spender gilt eine Altersgrenze von 18–50 Jahren. Innerhalb einer Familie können auch minderjährige Kinder mit Einverständnis der Eltern für ihre kranken Geschwister Knochenmark spenden.

Wie geht eine Knochenmarkspende vor sich? Bestehen Risiken für den Spender?

Eine Knochenmarktransplantation ist nicht mit einer Operation verbunden. Die erforderliche Menge an Knochenmark wird mit Spritzen und Kanülen aus dem Beckenknochen des Spenders abgesaugt. Es sind zahlreiche Einstiche erforderlich, da je nach Gewicht des Empfängers eine Menge von etwa ½–1½ Liter Knochenmark benötigt wird. Da diese Punktionen schmerzhaft sind, ist für den Spender eine Narkose erforderlich. Damit besteht das praktisch einzige Risiko für den Spender in dem sog. »Narkoserisiko«. Bei den heutigen modernen Narkoseverfahren ist dieses als gering anzusetzen. Jeder Spender wird selbstverständlich vorher genau medizinisch untersucht. Durch die eigentliche Knochenmarkentnahme sind keine Folgen zu befürchten. Das entnommene Mark stellt nur einen kleinen Teil des insgesamt vorhandenen Knochenmarks dar, außerdem wird es im Verlauf einiger Wochen wieder vollständig nachgebildet. Für den Spender ist die Angelegenheit nach wenigen Tagen Krankenhausaufenthalt überstanden.

Welche Patienten kommen für eine Knochenmarktransplantation überhaupt in Frage?

Im Kindesalter sind es im wesentlichen zwei Gruppen von Erkrankungen, bei denen eine Knochenmarktransplantation notwendig und sinnvoll sein kann. Die eine Gruppe umfaßt *angeborene Störungen der Knochenmarkfunktion, der Blutbildung oder des Abwehrsystems, außerdem eine nicht angeborene schwere Erkrankung der Blutbildung, die Panmyelopathie oder aplastische Anämie.* Diese Erkrankungen haben nichts mit »Bösartigkeit« oder Krebs zu tun, sind aber dennoch lebensbedrohend. Durch Übertragung von Knochenmark eines gesunden Spenders können die Kinder auf Dauer geheilt werden.

In die zweite Gruppe fallen die *bösartigen Erkrankungen*, wobei in erster Linie die Leukämien zu nennen sind. Die Chemotherapie bringt bei den Leukämien im Kindesalter gute Ergebnisse, so daß die meisten Kinder geheilt werden können. Dies gilt für ⅔ der Kinder mit lymphoblastischen Leukämien, in etwas geringerem Maße auch für Kinder mit myeloischen Leukämien. Eine Ersterkrankung an Leukämie bei Kindern erfordert in den meisten Fällen keine Knochenmarktransplantation, da die Chemotherapie mit einem geringeren Risiko gute Heilungsaussichten bietet.

Anders ist die Situation bei den Patienten, die auf eine Chemotherapie schlecht ansprechen, oder bei denen es zu Rückfällen der Leukämie kommt. Zwar können durch Chemotherapie auch hier häufig noch Remissionen erzielt werden, diese sind erfahrungsgemäß aber nur von kurzer Dauer. Für diese Patienten ist die Knochenmarktransplantation eine Möglichkeit, doch noch eine Heilung zu erzielen. Für die im Kindesalter seltene chronisch-myeloische Leukämie ist die Knochenmarktransplantation sogar die einzige Heilungsmöglichkeit, da diese Erkrankung bis heute durch Chemotherapie nicht auf Dauer beherrschbar ist.

Auch bei einigen Tumorerkrankungen, die schlecht auf die Behandlung ansprechen, werden gelegentlich Knochenmarktransplantationen durchgeführt. Dabei handelt es sich meist um autologe Transplantationen, durch die eine Dosissteigerung einer Bestrahlungs- und Chemotherapie ermöglicht wird.

Wie ist der Ablauf einer Knochenmarktransplantation?

Für Knochenmarkspender und -empfänger sind einige Vorbereitungen notwendig, bevor die eigentliche Transplantation eingeleitet werden kann. Zunächst werden die bereits genannten Untersuchungen der HLA-Antigene und die entsprechenden Verträglichkeitsproben durchgeführt.

Der Spender wird medizinisch untersucht, es werden zahlreiche Laborwerte überprüft.

Für den Knochenmarkempfänger sind die Voraussetzungen für die Transplantation um so günstiger, je besser es ihm zuvor geht. Für einen Leukämiekranken bedeutet dies, daß die Aussichten um so besser sind, je weniger Leukämiezellen zum Zeitpunkt der Transplantation noch vorhanden sind. Daraus folgt, daß nach einem Leukämierezidiv eine sofortige Transplantation meist nicht sinnvoll ist, sondern daß erneut eine Chemotherapie vorausgehen muß, um eine weitgehende Verminderung der Leukämiezellen zu erzielen. Infektionen sollten zum Zeitpunkt der Transplantation nicht bestehen, müssen also vorher behandelt werden. Schließlich benötigen die Kinder für die Knochenmarktransplantation einen dauerhaften Venenkatheter in Form eines »Hickman«-Katheters (Abb. 16). Viele Patienten haben einen solchen bereits für die Chemotherapie implantiert bekommen.

Zusätzlich zu den genannten Maßnahmen ist vor der Transplantation eine spezielle Vorbehandlung des Knochenmarkempfängers notwendig, die als *»Konditionierung«* bezeichnet wird. Es handelt sich dabei meistens um eine Kombination aus einer Ganzkörperbestrahlung und einer hochdosierten Chemotherapie, die insgesamt etwa 1 Woche dauert. Nur in bestimmten Fällen ist die Bestrahlung nicht erforderlich. Die Konditionierungsbehandlung erfolgt aus dreierlei Gründen:

1. Das Abwehrsystem des Empfängers muß so weit außer Kraft gesetzt werden, daß das Spendermark nicht abgestoßen wird. Bei einem unbehandelten Empfänger würde auch ein HLA-identisches Mark als fremd erkannt und abgestoßen werden.
2. Es soll durch die Konditionierung eine weitgehende Zerstörung im Körper noch vorhandener Leukämie- oder Tumorzellen erzielt werden.
3. Es soll im Knochenmark des Patienten Platz für das neue Spendermark geschaffen werden.

Die Konditionierung führt zu einer nicht rückgängig zu machenden Schädigung des Knochenmarks und des Abwehrsystems. Die anschließende Transplantation eines gesunden Spendermarkes ist lebensnotwendig.

Unmittelbar nach der Konditionierungsbehandlung erfolgt die eigentliche Knochenmarktransplantation. Dieser Vorgang ist im Grunde relativ unkompliziert. Dem Spender wird durch Punktionen aus dem Beckenknochen die erforderliche Menge an Knochenmarkzellen entnommen. Das entnommene Knochenmark wird dem Empfänger ähnlich wie bei einer Bluttransfusion über den Venenkatheter infundiert. Die Knochenmarkzellen wandern dann über die Blutgefäße ins Knochenmark des Empfängers und siedeln sich dort an. Dies klingt recht einfach, um so größer sind aber die Schwierigkeiten, die anschließend zu überwinden sind. Die mit dem Knochenmark übertragenen Zellen müssen erst viele Teilungsschritte durch-

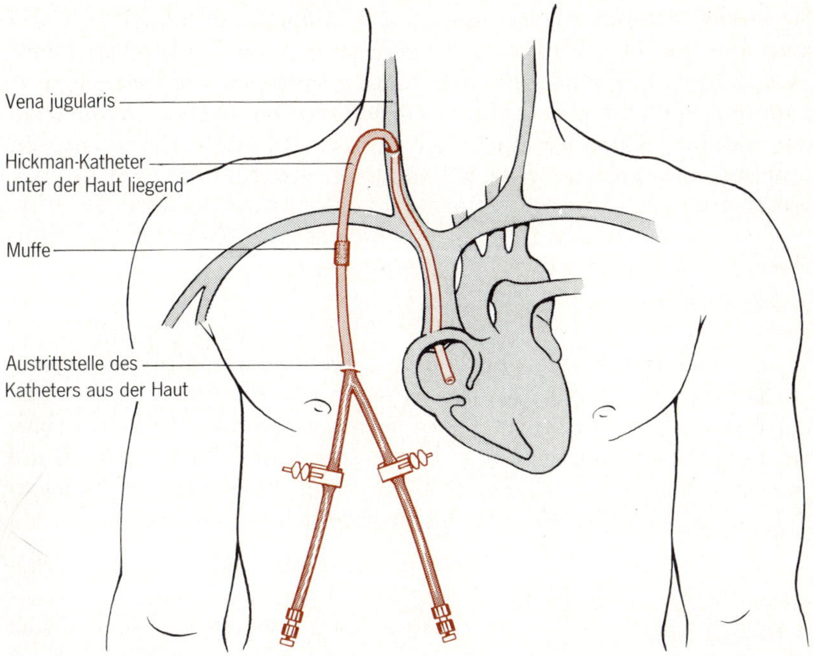

Abb. 16 Doppellumiger Hickman-Katheter

laufen und sich vermehren, bis wieder eine ausreichende Blutbildung und ein funktionsfähiges Abwehrsystem hergestellt sind. Dieser Vorgang dauert unter günstigen Voraussetzungen 3 bis 4 Wochen, kann im Einzelfall aber auch wesentlich längere Zeit in Anspruch nehmen. Das »Angehen« des Transplantates zeigt sich am Wiederanstieg der Leukozyten- und Thrombozytenwerte im Blut, die nach der Konditionierungsbehandlung bis auf nicht meßbare Werte abfallen. Für den genannten Zeitraum ist der Patient ohne jede eigene Blutbildung und Abwehrfunktion. Es sind sehr viele Transfusionen, insbesondere von Thrombozyten erforderlich. Jede geringfügige Infektion, die unter normalen Umständen problemlos überstanden wird, kann in dieser Phase einen lebensbedrohlichen Verlauf nehmen. Um die Patienten vor Infektionen soweit als möglich zu schützen, sind außerordentlich aufwendige Isolierungs- und Pflegemaßnahmen erforderlich. Zur Infektionsvorbeugung und Keimreduzierung bekommen die Patienten spezielle Medikamente teils per Infusion, zum Teil aber auch in Tablettenform. Die zuverlässige regelmäßige Einnahme dieser Medikamente ist gerade im Kindesalter nicht ganz einfach zu erreichen, da die Patienten während dieser Phase ohnehin unter Übelkeit und schmerzhaften Schleimhautschäden zu leiden haben. Die hohe Infektanfälligkeit erklärt, warum Knochenmarktransplantationen nicht in normalen Krankenzimmern, sondern nur in speziell dafür eingerichteten Stationen durchgeführt werden können. Auch nach erfolgreicher Transplantation sind für einige Zeit noch bestimmte Verhaltensregeln und Vorsichtsmaßnahmen sowie regelmäßige Kontrolluntersuchungen einzuhalten.

Welche Risiken und Folgen sind zu erwarten?

In der akuten Phase während und nach der Konditionierungsbehandlung treten die gleichen Nebenwirkungen auf, die Ihnen im Rahmen der sonst üblichen zytostatischen Therapie bekannt sind: Übelkeit, Erbrechen, Schleimhautschäden im Magen-Darm-Trakt mit Schmerzen im Mund und beim Schlucken oder auch Durchfällen, Haarausfall. Auf die außerordentlich hohe Infektionsanfälligkeit wurde bereits hingewiesen.

Ein ganz spezielles Problem im Zusammenhang mit der Knochenmarktransplantation ist die Transplantat- gegen Empfänger-Erkrankung (englisch *Graft-versus Host Disease*, kurz GvHD). Es handelt sich dabei um eine »umgekehrte« Abstoßungsreaktion, in diesem Fall des Spenders gegen den Empfänger. Die gesunden Lymphozyten im Spendermark erkennen den Knochenmarkempfänger als fremd und können ihn angreifen. Die dadurch hervorgerufene Erkrankung kann einen leichten Verlauf nehmen, aber auch zu schwersten Krankheitserscheinungen führen und lebensbedrohend werden. In der akuten Form äußert sich diese Erkrankung vorwiegend in Hautausschlägen, Durchfällen und einer Beeinträchtigung der Leberfunktion. Es gibt auch eine chronische Verlaufsform der GvHD, die noch Monate nach der Transplantation auftreten kann. Es kann zu Funktionsstörungen im Bereich verschiedener Organe kommen. Meist sind betroffen: Abwehrsystem, Haut und Schleimhäute, Lunge, Leber, Tränen- und Speicheldrüsen. Die Transplantat- gegen Empfänger-Erkrankung kann trotz Übereinstimmung der HLA-Antigene zwischen Spender und Empfänger auftreten. Um die GvHD wenigstens abzumildern, werden bereits vorbeugend Medikamente gegeben. Es handelt sich dabei um Cyclosporin A, welches in der ersten Zeit nach der Transplantation infundiert wird und später etwa ein halbes Jahr lang noch weiter eingenommen werden muß. Oft erfolgen nach der Transplantation noch einige Gaben von Methotrexat in niedriger Dosierung. Allgemein gilt, daß schwere Verläufe der GvHD im Kindesalter eher seltener beobachtet werden als bei erwachsenen Patienten. Bei autologen Transplantationen kommt es nicht zur GvHD, da ja keine fremden Zellen beteiligt sind.

Andere mögliche Folgen einer Knochenmarktransplantation hängen mit der Ganzkörperbestrahlung und der hochdosierten Chemotherapie während der Konditionierung zusammen. Bei kleinen Kindern kann es dadurch zu Wachstumsproblemen kommen. Eine Trübung der Augenlinse wird bei den heutigen Bestrahlungstechniken nur noch selten beobachtet. Durch die Konditionierung werden die Keimzellen geschädigt, so daß die Patienten – weibliche wie männliche – mit späterer Unfruchtbarkeit rechnen müssen. Nach Bestrahlung und Chemotherapie, also auch nach einer Konditionierungsbehandlung, besteht ein etwas erhöhtes Risiko, zu einem späteren Zeitpunkt wieder an einem Krebsleiden zu erkranken.

Kann die Leukämie auch nach einer Knochenmarktransplantation wiederkommen?

Diese Frage muß leider bejaht werden. Auch nach zunächst erfolgreicher Knochenmarktransplantation können Rückfälle bei Leukämien auftreten. Daraus muß man schließen, daß bei einigen Patienten auch die geschilderte aufwendige Therapie mit hochdosierter Konditionierung und anschließender Transplantation nicht ausreicht, um alle Leukämiezellen zu vernichten. Andererseits werden viele Kinder durch Knochenmarktransplantationen auf Dauer geheilt, die ohne diese Maßnahme praktisch keine Chance hätten. Die Entscheidung zu einer Knochenmarktransplantation muß daher für jeden Patienten unter sorgfältiger Abwägung der Risiken und des möglichen Nutzens getroffen werden.

Non-Hodgkin-Lymphom (NHL)

Das Non-Hodgkin-Lymphom (NHL) ist eine bösartige Erkrankung der Lymphknoten. In früheren Zeiten war diese Krankheit fast immer tödlich. Seit den 70er Jahren haben sich die Überlebenschancen vieler dieser Kinder in einem früher kaum vorstellbaren Ausmaß gebessert.

Krankheitszeichen (Symptome) des Non-Hodgkin-Lymphoms

Das Non-Hodgkin-Lymphom, NHL, geht zumeist vom Lymphknoten (wahrscheinlich auch vom Thymus = Bries) aus. Grundsätzlich kann es überall vorkommen, wo es Lymphknoten gibt, aber auch überall dort, wo lymphatisches Gewebe in anderen Organen vorkommt, wie z. B. im Magen oder auch im Darm und in den Knochen. Die Krankheitszeichen werden davon abhängen, an welcher Stelle (Lokalisation) der Tumor gelegen ist. Deshalb sollen sie geordnet nach dem Erstsitz (Primärsitz) des Tumors (Primärtumor) besprochen werden.

1. Primärsitz: *periphere Lymphknoten* (Lymphknoten, die peripher, also sicht- und/oder tastbar gelegen sind).
   Ein oder mehrere Lymphknoten nebeneinander oder auch an verschiedenen Stellen sind vergrößert. Eine große Anzahl harmloser Erkrankungen muß zunächst ausgeschlossen werden. Das Kind kann fiebern, müde, abgeschlagen und appetitlos sein. Zuweilen stellt der Arzt fest, daß Leber und Milz vergrößert sind.
2. Primärsitz: *Mediastinum* (Mittelschatten).
   Im Bereich des Lungenstiels gibt es ebenfalls Lymphknoten. Diese können sowohl im Rahmen einer Leukämie (zumeist T-Zell-Leukämie) als auch im Rahmen einer Lymphknotenerkrankung (Non-Hodgkin-Lymphom oder Lymphogranulom = Hodgkin-Lymphom) als erstes befallen sein. Das Kind kann dabei unter heftiger Atemnot leiden, gelegentlich werden solche Tumoren aber auch zufällig im Rahmen einer Röntgenuntersuchung entdeckt (Abb. 3, S. 23).
3. Primärsitz: *Bauch* (Abdomen).
   Im Bauchraum sind häufig zuerst die Lymphknoten befallen, die in unmittelbarer Nähe des Blinddarms (Appendix, Wurmfortsatz) zu finden sind. Eine Lymphknotenvergrößerung in diesem Bereich kann die gleichen Krankheitszeichen wie eine Blinddarmentzündung (Appendizitis) machen. Die Kinder haben Bauchschmerzen, und die Gegend des Blinddarms ist bei der Untersuchung druckschmerzhaft. Somit ist es nicht verwunderlich, daß ein Lymphkno-

tentumor in dieser Gegend häufig unter dem Verdacht einer Blinddarmentzündung operiert wird. Bei der Operation oder auch erst bei der histologischen Untersuchung stellt sich heraus, daß es sich um einen Tumor handelt.

4. Primärsitz: *Knochen*.
   Das Kind hat meist Schmerzen. Die betroffene Extremität wird geschont. Kleine Kinder wollen oft getragen werden, ältere Kinder fallen durch eine Gangstörung auf. Die Röntgenaufnahme weist auf einen Tumor hin (Differentialdiagnose Knochenmarkentzündung = Osteomyelitis). Die endgültige Diagnose wird durch eine feingewebliche Untersuchung gestellt.

Wie stellen wir die Diagnose NHL?

Zuerst muß eine Leukämie ausgeschlossen werden, deshalb ist eine Knochenmarkpunktion nötig. Ist das Knochenmark in Ordnung oder finden sich nur wenige krankhafte Zellen, aus denen keine Diagnose gestellt werden kann, erfolgt die Entfernung eines Lymphknotens zur histologischen Untersuchung. Liegt der Tumor ausschließlich im Bereich des Mediastinums, muß das Gewebe zur histologischen Untersuchung aus diesem Bereich entnommen werden. Liegt der Tumor im Bauchraum, kann die Diagnose nur bei einer Laparotomie (operative Eröffnung des Bauchraums) gestellt werden.

Die Wartezeit auf den genauen histologischen Befund wird mit den weiteren Untersuchungen ausgefüllt, die wir zur Kenntnis des Ausmaßes der Erkrankung, des Erkrankungsstadiums, brauchen. Der Pathologe kann nach weiteren zusätzlichen Untersuchungen am gleichen Lymphknoten auch sagen, welcher Typ des NHL vorliegt. Es gibt T- und B-Lymphozyten und solche, die weder T- noch B-Merkmale haben (Null-Typ). Prinzipiell kann ein NHL von allen drei Lymphozytentypen ausgehen. Abhängig von der Beurteilung des Pathologen spricht man von T-NHL, von B-NHL oder vom Null-Typ der Erkrankung. Es gibt auch noch andere Möglichkeiten, das NHL zu unterteilen, auf die wir hier nicht näher eingehen wollen. Von der Typisierung des NHL ist die jeweilige Behandlungsform abhängig.

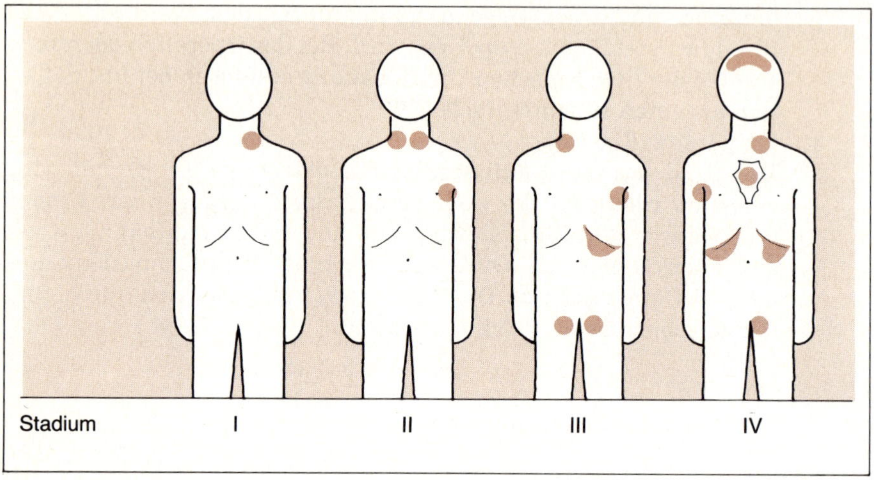

Abb. 17 Die Erkrankungsstadien des Non-Hodgkin-Lymphoms
Stadium I: Befall nur eines Lymphknotens
Stadium II: Befall mehrerer Lymphknoten auf der gleichen Zwerchfellseite.
Stadium III: Lymphknotenbefall auf beiden Seiten des Zwerchfells oder auch nur teilweise entfernbare Tumoren (z. B. im Bauch).
Stadium IV: Fernabsiedelungen im Knochenmark oder im Bereich des Zentralnervensystems.

Ausmaß (Stadium) der Erkrankung

Die Untersuchungen, die bei einem Kind mit einem NHL durchgeführt werden müssen, sind vielfältig. Erst wenn die Ergebnisse dieser Untersuchungen, deren Reihenfolge vom Primärsitz des Tumors abhängig ist, vorliegen, kann das Erkrankungsstadium beurteilt werden (Abb. 17).

Ist nur ein Lymphknoten befallen, spricht man vom Stadium I. Sind mehrere Lymphknoten auf der gleichen Seite des Zwerchfells befallen, handelt es sich um ein Stadium II. Ebenfalls zum Stadium II gehört der Tumor im Bauch, sofern der Chirurg diesen vollständig entfernen konnte. Sind Lymphknoten auf beiden Seiten des Zwerchfells befallen, wird vom Erkrankungsstadium III gesprochen. Tumoren im Mediastinum, nur teilweise entfernbare Bauchtumoren oder in der Nähe der Häute, die das Hirn oder Rückenmark umgeben (Meningen), gehören ebenfalls zu Stadium III. Finden sich Fernabsiedelungen im Knochenmark oder im Bereich des zentralen Nervensystems, handelt es sich um das Stadium IV.

Behandlung des Non-Hodgkin-Lymphoms

Die Behandlung des *T-Non-Hodgkin-Lymphoms* ähnelt der Therapie der akuten lymphoblastischen Leukämie (Seite 77).

Für das *B-Non-Hodgkin-Lymphom* ist ein eigenes Protokoll entwickelt worden. Es besteht je nach Stadium und Risikogruppe aus einer unterschiedlichen Anzahl von sehr intensiven Therapieblöcken. Der Therapieerfolg wird in bestimmten Zeitabständen durch Ultraschall, Computertomogramm und bei Bedarf durch eine Knochenmarkpunktion kontrolliert. Auf die Frage der Bestrahlung wollen wir hier nicht eingehen. Sie muß für jedes Kind einzeln diskutiert werden. Kinder, bei denen B-Lymphomzellen im Liquor nachgewiesen werden (»ZNS-Befall«), werden besonders intensiv behandelt.

Die Erfolge der Therapie des B-Non-Hodgkin-Lymphoms sind ausgezeichnet.

Lymphogranulom (Morbus Hodgkin, Hodgkin-Lymphom)

Das Lymphogranulom heißt nach seinem Beschreiber THOMAS HODGKIN auch Morbus Hodgkin (Morbus = Krankheit) oder Hodgkin-Lymphom. Es handelt sich um eine bösartige Erkrankung, die wie das Non-Hodgkin-Lymphom zumeist von einem Lymphknoten ausgeht.

Vorgeschichte (Anamnese)

Die Vorgeschichte ist bei dieser Krankheit besonders wichtig, da wir die Angaben der Eltern beim Lymphogranulom auch zur Beurteilung des Ausmaßes der Erkrankung brauchen. Hat das Kind gefiebert? Seit wann? Wie hoch? Wie war der Appetit? Hat das Kind Gewicht verloren? Schwitzt es, besonders in der Nacht? Diese allgemeinen Symptome, die natürlich auch bei vielen anderen Erkrankungen vorkommen, helfen bei der richtigen Zuordnung zum Erkrankungsstadium.

Krankheitszeichen (Symptome), die an ein Lymphogranulom denken lassen

Neben den schon bei der Vorgeschichte erwähnten allgemeinen Krankheitszeichen ist die schmerzlose Schwellung eines oder mehrerer Lymphknoten ein führendes Symptom. Sehr häufig sind ein oder auch mehrere Lymphknoten im Halsbereich geschwollen. Sie können aber auch an anderen Stellen sicht- oder tastbar sein. Manche Eltern werden vielleicht beobachtet haben, daß eine solche Schwellung vorübergehend kleiner geworden und dann wieder angewachsen ist. So manches Kind wird wegen dieser Lymphknotenschwellung vom Haus- oder Kinderarzt mit einem Antibiotikum behandelt worden sein. Lymphknotenschwellungen im Bereich des Mediastinums (s. Abb. 3, S. 23) können sich durch Husten, eventuell durch erschwerte Atmung bemerkbar machen. Die im Bauch gelegenen Lymphknoten sind beim Hodgkin-Lymphom nicht zu tasten. Da wir für die Behandlung jedoch wissen müssen, ob sie beteiligt sind, müssen wir sie suchen, z.B. mit Ultraschall. Andere Organe, wie zum Beispiel die Leber und insbesondere die Milz, können ebenfalls betroffen sein.

Wie stellen wir die Diagnose Lymphogranulom (Hodgkin-Lymphom)?

Grundsätzlich nur durch die histologische Untersuchung.

Untersuchungen zur Ermittlung des Ausmaßes der Erkrankung (Erkrankungsstadium)

Unerläßlich ist die Röntgenaufnahme des Brustkorbes, die uns einerseits Aufschluß über die Mitbeteiligung der Lymphknoten am Lungenstiel, andererseits über eine Mitbeteiligung der Lunge oder der die Lunge umgebenden Haut (Pleura) geben kann. Zusätzliche Schichtaufnahmen des Thorax und/oder einer Computertomographie des Thorax werden meist herangezogen werden müssen. Eine Ultraschalluntersuchung und eine Computertomographie des Bauches können bei der Beurteilung der Milz- und Lebergröße helfen und Hinweise auf einen zusätzlichen Befall der Lymphknoten im Bauchraum geben. Weitere Untersuchungen wie zum Beispiel Röntgenaufnahmen einzelner Skelettabschnitte oder eine Szintigraphie können nötig werden. Eine Knochenstanze aus dem Beckenkamm wird durchgeführt.

Stellt sich bei den Untersuchungen heraus, daß Leber und/oder Milz und/oder Lymphknoten im Bauch (und/oder auch in der Lunge) vergrößert sind, erfolgt meist eine Laparotomie (chirurgische Eröffnung des Bauchraums).

Erkrankungsstadium als Voraussetzung für die Wahl der richtigen Behandlung

Es werden vier Krankheitsstadien unterschieden, die denen beim Non-Hodgkin-Lymphom sehr ähnlich sind (s. Abb. 17, S. 92).

Angaben über Allgemeinsymptome werden zusätzlich gewertet:
Der Zusatz A bedeutet: keine Allgemeinsymptome.
Der Zusatz B bedeutet, daß Allgemeinsymptome (z. B. Fieber, Gewichtsverlust von mehr als 10 Prozent in den letzten 6 Monaten, Nachtschweiß) gefunden wurden.

Die Behandlung des Hodgkin-Lymphoms

Die Therapie wird durch das Krankheitsstadium und die Eingruppierung in A oder B bestimmt. Eine Übersicht gibt Ihnen das Therapieprotokoll für die Behandlung von Knaben (Hodgkin-Studie HD 90 Prof. SCHELLONG, Münster). Die einzelnen großen Buchstaben im Therapieprotokoll stehen für die Anfangsbuchstaben der verwendeten Zytostatika.

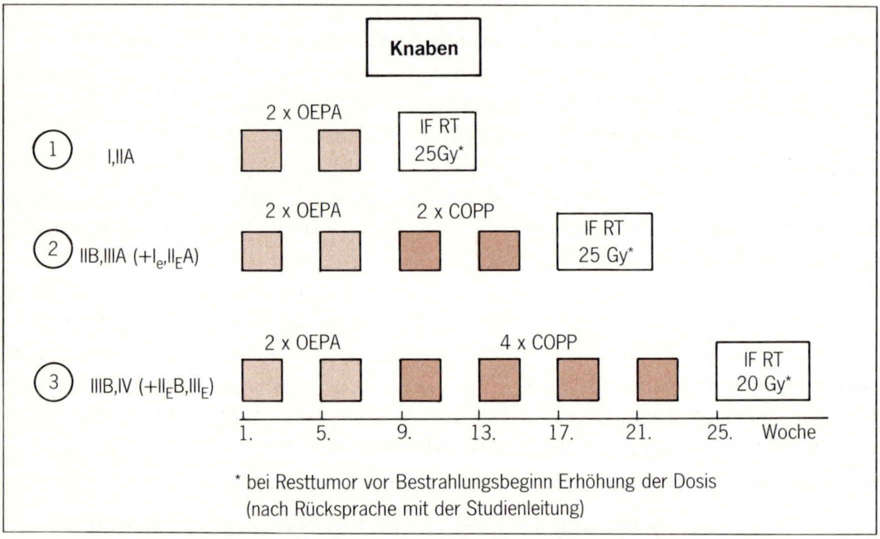

Abb. 18 Abkürzungen der Medikamentennamen (s. Abb. 14) im Protokoll

O	– Oncovin – Vincristin	A	– Adriblastin
E	– Etoposid – VP 16	C	– Cyclophosphamid – Endoxan
P	– Prednison – Cortison	P	– Procarbacin – Natulan

Bei Mädchen wird statt VP 16 in allen Therapieblöcken Procarbacin – Natulan gegeben. Im Rahmen von Nachuntersuchungen hatte sich nämlich herausgestellt, daß Natulan bei Knaben zu einer Störung der Funktion der Hoden führen kann. Aus diesem Grund wurde die Dosis dieses Medikamentes im Therapieprotokoll für Knaben verringert.

An die Chemotherapie wird die Strahlentherapie angeschlossen. Es werden nur die befallenen Lymphknotenregionen bestrahlt (im Protokoll als IF RT bezeichnet) (Abb. 18).

Überlebenschancen (Prognose)

Sie sind auch in einem fortgeschrittenen Stadium und bei Rezidiven günstig.

Wilms-Tumor

Der Wilms-Tumor hat seinen Namen von seinem Erstbeschreiber Max Wilms. Es handelt sich um einen Nierentumor (Nephroblastom), der von unreifem Gewebe ausgeht. Warum sich dieses unreife Gewebe in der Niere nicht zu reifem Gewebe weiterentwickelt hat und wann dieses Gewebe anfing, zu einer Geschwulst zu werden, wissen wir nicht. Seitdem alle Methoden der Tumorbehandlung – Operation, Bestrahlung und Zytostatika – eingesetzt werden, haben Kinder mit einem Wilms-Tumor *sehr gute* Überlebenschancen.

Symptome des Wilms-Tumors

Vielleicht klagte das Kind über Bauchschmerzen. Manche Eltern haben selbst eine Vorwölbung getastet, die ihnen nicht normal erschien. Anderen ist eine Zunahme des Bauchumfanges aufgefallen. Bei manchen Kindern wird der Tumor zufällig entdeckt, weil sich das Kind beim Spielen am Bauch gestoßen hat und dann über Schmerzen klagt. Zuweilen ist blutiger Harn das einzige Symptom.

Die Untersuchungen, die beim Verdacht auf einen im Bauch gelegenen Tumor gemacht werden, sind auf Seite 22 dargestellt. Nach der heute häufig als erstes durchgeführten Ultraschalluntersuchung zeigt uns die Röntgenaufnahme des Bauches (Abdomenleeraufnahme) eine dem tastbaren Tumor entsprechende »Verschattung« (s. Abb. 1, S. 21). Die Kontrastmitteldarstellung der Niere (intravenöse Pyelographie, IVP) erbringt meist die Diagnose des Nierentumors. Da Wilms-Tumoren heute in der Regel zytostatisch vorbehandelt werden, ist eine intensive Diagnostik (IVP, Computertomogramm, Ultraschall) notwendig, um sicher zu sein, daß der Bauchtumor auch von der Niere ausgeht. Als Differentialdiagnose muß das Neuroblastom ausgeschlossen werden. Die Diagnose *Wilms-Tumor* stellt der Pathologe nach der histologischen Untersuchung der feingeweblichen Struktur des Tumors.

Ausmaß (Stadium der Erkrankung)

Um das Erkrankungsstadium festzulegen, sind wir auf die genauen Angaben des Chirurgen und des Pathologen (s. S. 19 ff) sowie auf die Ergebnisse der Durchuntersuchung angewiesen.

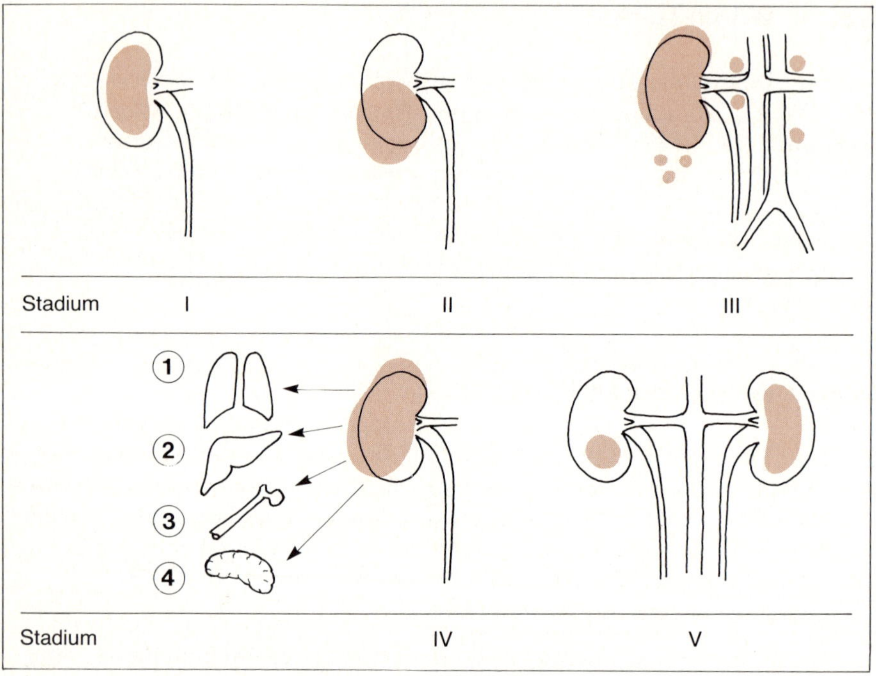

Abb. 19 Die Erkrankungsstadien des Wilms-Tumors

Stadium I: Tumor auf eine Niere beschränkt, kann mit Niere vollständig entfernt werden.

Stadium II: Tumor überschreitet Nierengrenzen, kann vollständig entfernt werden.

Stadium III: Tumor überschreitet Nierengrenzen, kann nicht vollständig entfernt werden, oder Lymphknoten sind zusätzlich befallen.

Stadium IV: Tumor überschreitet oder überschreitet nicht die Nierengrenzen. Es finden sich jedoch Fernabsiedelungen in Lunge (1) (am häufigsten), Leber (2) (seltener) oder in Knochen (3) und/oder Gehirn (4) (ganz selten).

Stadium V: Beide Nieren sind in verschiedenem oder gleichem Ausmaß befallen.

Die Behandlung des Wilms-Tumors

Meist erhalten Kinder mit einem einseitigen Wilms-Tumor präoperativ eine Chemotherapie von 4–6 Wochen. Ziel ist die Tumorverkleinerung vor der Operation (meist Entfernung der befallenen Niere), damit intraoperativ Komplikationen wie zum Beispiel ein Platzen der Tumorkapsel verhindert werden können. Die Dauer der zytostatischen Therapie nach der Operation hängt von dem Ergebnis der histologischen Untersuchung des Operationspräparates und dem Erkrankungsstadium ab.

Strahlentherapie

Der Einsatz der Strahlentherapie ist abhängig von dem histologischen Befund und dem Tumorstadium, das nach präoperativer Chemotherapie zum Zeitpunkt der Operation vorliegt.

Sie wird bei Patienten mit Stadium II N (Lymphknoten positiv), Stadium III und IV sowie bei Patienten mit ungünstiger Histologie (z. B. sarkomatöser Typ des Wilms-Tumors) durchgeführt. Die Bestrahlungsplanung erfolgt anhand der vor Beginn der Therapie erstellten Röntgenaufnahmen sowie des Operations- und Histologiebefundes.

Eine Bestrahlung der Lungen wird nur bei den Patienten durchgeführt, die nach präoperativer Chemotherapie noch Lungen-Metastasen zeigen. Eventuell ist eine operative Entfernung der Metastasen angezeigt. Die Einzelheiten der Therapie Ihres Kindes werden immer von dem Sie betreuenden Onkologen oft nach Rücksprache mit der Studienleitung festgelegt) (Wilms-Tumor-Studie von Priv. Doz. Dr. LUDWIG, Heidelberg).

Der Wilms-Tumor ist das Paradebeispiel des Tumors, der durch die Zusammenarbeit von Kinderchirurgen oder Urologen, Strahlentherapeuten und Kinderärzten heute erfolgreich behandelt und geheilt werden kann. Die Erfolge sind aber auch abhängig von histologischem Subtyp und dem Krankheitsstadium.

? *Kann unser Kind mit nur einer Niere leben?*

Ja! Die verbleibende Niere übernimmt die Aufgabe beider Nieren. Im Laufe der Zeit wird die zurückgebliebene Niere größer, um der Aufgabe von zwei Nieren nachzukommen.

? *Was geschieht, wenn unser Kind Fernabsiedelungen (Tochtergeschwülste, Metastasen) hat?*

Häufig verschwinden Metastasen eines Wilms-Tumors schon durch die Behandlung mit Zytostatika. Wenn Metastasenreste zurückgeblieben sind, werden diese im allgemeinen zusätzlich bestrahlt. Sollten die Metastasen nach Strahlenbehandlung kombiniert mit Zytostatika noch immer nicht verschwunden sein, können Reste auch operativ entfernt werden.

? *Was geschieht, wenn beide Nieren vom Tumor befallen sind?*

Diese Frage kann nur für den Einzelfall genau beantwortet werden. Eine Methode ist, die Diagnose Wilms-Tumor durch eine Tumorbiopsie zu sichern. Dabei wird mit Hilfe einer Nadel, die durch die Haut in die Niere eingestochen wird, eine kleine Menge Tumorgewebe entnommen und histologisch untersucht. Bei Sicherung der Diagnose Wilms-Tumor kann so lange mit Zytostatika behandelt werden, bis beide Nierentumoren kleiner geworden sind. Anschließend können jene Niere, die den größeren Tumor trägt, und der Tumor aus der zweiten Niere entfernt werden. Nach der Operation wird die Zytostatikatherapie fortgesetzt. Es ist auch möglich, beide mit Tumor befallenen infiltrierten Nieren zu entfernen und die Stoffe, die üblicherweise durch den Harn ausgeschieden werden, mit Hilfe der »künstlichen Niere« zu entfernen (Dialyse, Hämodialyse). Eine Zytostatikbehandlung ist auch während der Hämodialyse möglich.

Neuroblastom

Nach den Hirntumoren ist das Neuroblastom der zweithäufigste solide maligne Tumor im Kindesalter. Jährlich erkranken unter 1 Mill. Kindern 9. Es ist ein Tumor des Säuglings- und Kleinkindalters.

Das Neuroblastom geht von unreifen Zellen, den Neuroblasten, aus. Normalerweise reifen die Neuroblasten und entwickeln sich zu Zellen des Nebennierenmarkes und zu Nervenzellen, die vor und beiderseits neben der Wirbelsäule liegen (Abb. 20). Warum die Neuroblasten nicht ausreifen, sondern sich statt dessen irgendwann zu teilen und zu vermehren beginnen und dadurch eine Geschwulst, eben das Neuroblastom bilden, ist unbekannt. Ebenso unbekannt ist, warum manchmal ein Teil der Tumorzellen (Neuroblasten) zu Ganglienzellen ausreift, während der andere Teil unreif bleibt. In solchen Fällen sprechen wir von einem Ganglioneuroblastom, da der Tumor sowohl aus Ganglienzellen als auch aus Neuroblasten besteht. Ab und zu kommt es auch zur vollständigen Ausreifung der Neuroblasten zu Ganglienzellen, so daß aus dem *Neuroblastom* (unreif) über das *Ganglioneuroblastom* (teilweise ausgereift) ein reifer Tumor, das *Ganglioneurom,* entsteht. Die Ursachen all dieser Prozesse – Reifung oder Nichtreifung, Tumorbildung aus unreifen Zellen – sind noch nicht geklärt.

Symptome des Neuroblastoms

Da das Neuroblastom von Zellen ausgeht, die sich normalerweise zu Zellen des Nebennierenmarkes oder zu Nervenzellen entwickeln, die vor und beiderseits seitlich entlang der ganzen Wirbelsäule gelegen sind, kann dieser Tumor auch in jeder Höhe entlang der ganzen Wirbelsäule vorkommen (Abb. 20). In etwa drei Viertel aller Fälle liegt er unterhalb, in etwa einem Viertel oberhalb des Zwerchfells. Die Krankheitszeichen hängen von der Lage des Tumors ab.

1. Krankheitszeichen bei Tumoren *unterhalb* des Zwerchfells:
   Wie bei allen im Bauch gelegenen Tumoren können ein *»großer Bauch«*, Bauch*schmerzen* und ein unter Umständen anläßlich einer Routineuntersuchung festgestellter, tastbarer Tumor zur Diagnose führen. Dazu können sich *Übelkeit, Erbrechen* und *Durchfall* einstellen, und es kann wie bei anderen Bauchtumoren der Verdacht auf eine Blinddarmentzündung (Appendizitis) zur Operation und zur Diagnose Tumor führen.

2. Krankheitszeichen bei Tumoren *oberhalb* des Zwerchfells:
   Husten, Fieber sowie eine angestrengte Atmung können Hinweise sein. Zuweilen werden solche Tumoren aber auch zufällig entdeckt.
3. Krankheitszeichen bei oberhalb oder unterhalb des Zwerchfells gelegenen Tumoren, die in den Wirbelkanal eingewachsen sind:
   Da das Neuroblastom im Bereich der Wirbelsäule liegt, ist es nicht sehr verwunderlich, daß es durch die Löcher im Wirbelkanal, durch die die Nervenwurzeln austreten, einwachsen und das Rückenmark verdrängen kann (Abb. 5, S. 26). Wird das Rückenmark verdrängt, fallen die Kinder manchmal durch *Gangstörungen* auf. Die Kinder stolpern häufiger, wollen oft überhaupt nicht gehen. Manche Kinder klagen über Schmerzen im Rücken, die auch in die Beine ausstrahlen können. Andere können die Beine nicht mehr richtig spüren oder nicht bewegen.
4. Krankheitszeichen, die auf Fernabsiedelungen (Tochtergeschwülste, Metastasen) zurückzuführen sind:
   Metastasen liegen beim Neuroblastom nicht selten in den Knochen, und es kann sein, daß *Knochenschmerzen* als erstes Zeichen der Erkrankung den Verdacht auf einen Tumor lenken.
5. *Allgemeine Krankheitszeichen*, wie Müdigkeit, Blässe, Appetitlosigkeit und Gewichtsabnahme, können, müssen aber nicht vorhanden sein und können natürlich auch durch ganz andere Ursachen erklärbar sein.
6. Krankheitszeichen, die auf vom Neuroblastom gebildete Hormone zurückzuführen sind:
   Neuroblastome, die ja aus Neuroblasten entstehen, aus denen sich das hormonproduzierende Nebennierenmark entwickelt, bilden ebenfalls Hormone, z.B. Adrenalin. *Fieberschübe*, anfallsartiges *Schwitzen*, anfallsartig auftretende *Durchfälle* sowie anfallsartige *Steigerung des Blutdruckes* können die Folge sein.

Wie wird die Diagnose Neuroblastom gestellt?

Wie bei allen Tumoren kann die endgültige Diagnose nur durch die Untersuchung der feingeweblichen Tumorstruktur vom Pathologen gestellt werden. Dabei interessiert beim Neuroblastom ganz besonders, ob der Tumor Zeichen der Ausreifung zum Ganglioneuroblastom zeigt oder aber, ob er vielleicht schon ganz reif geworden ist (Ganglioneurom).

Der Weg, der zur Diagnose Tumor führt, hängt natürlich wieder von der Lage des Tumors ab.

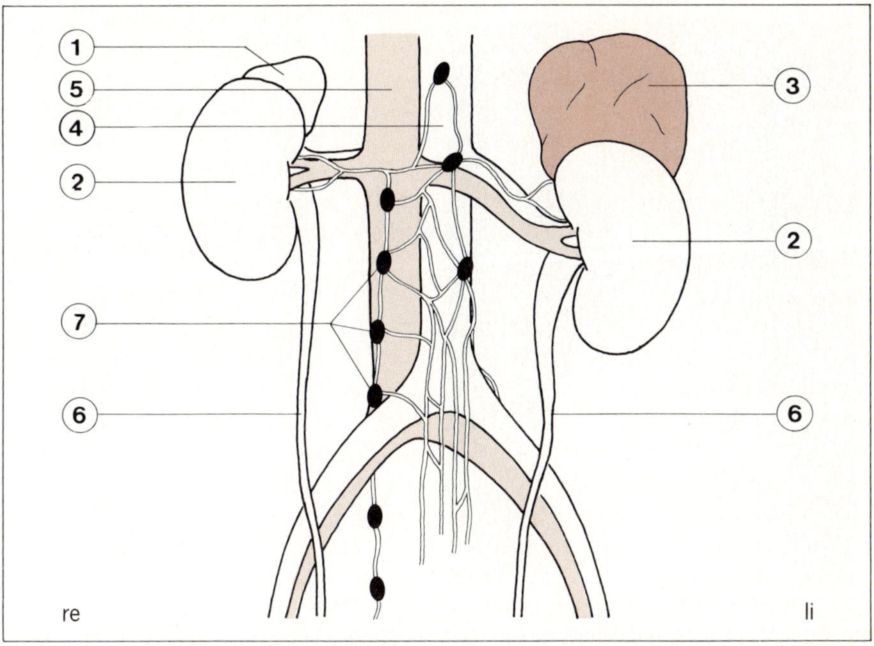

Abb. 20 Das Neuroblastom geht von Zellen (Neuroblasten) aus, die sich normalerweise zu Zellen des Nebennierenmarkes oder zu Nervenzellen entwickeln.
(1) normale Lage der Nebenniere; (2) Nieren, rechts an normaler Stelle gelegen, links durch ein Neuroblastom nach unten verdrängt; (3) Neuroblastom, ausgehend vom Nebennierenmark, das die Niere nach unten verdrängt; (4) große Körperschlagader; (5) untere Hohlvene; (6) Harnleiter; (7) Ansammlung von Nervenzellen (Sympathikusganglien), die unausgereift als Neuroblasten zu einem Neuroblastom führen können.

Untersuchungen bei Tumor im Bauch

Wird der Tumor im Bauch vermutet, kann uns unter Umständen schon die Abdomenleeraufnahme weiterhelfen. Im Bereich der durch den Tumor verursachten Verschattung können »spritzerartige« Verkalkungen sichtbar werden, die sich auf der Röntgenaufnahme als weiße Pünktchen darstellen. Als zweite Untersuchung wird zumeist eine Kontrastmitteldarstellung der Nieren (IVP) durchgeführt. Liegt der Tumor in der Nebenniere oder seitlich der Wirbelsäule, ist eine Verlagerung der Niere zu erwarten. Wird der Harnabfluß durch den Tumor behindert, wirkt die Niere gestaut, d.h. die Nierenkelche erscheinen stark erweitert. Sehr große, vor der Wirbelsäule gelegene Tumoren verlagern auch die untere Hohlvene (Abb. 21).

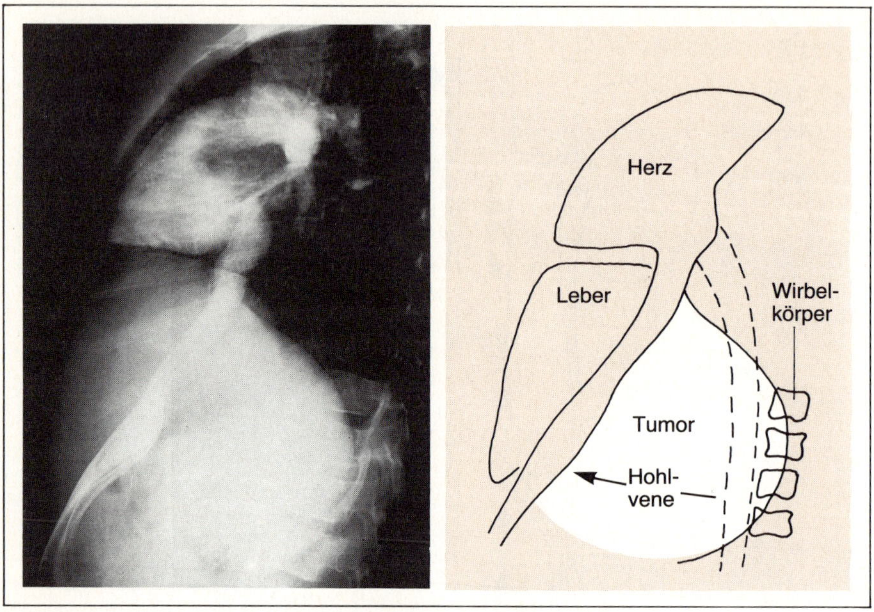

Abb. 21 Kontrastmitteldarstellung der unteren Hohlvene (Kavographie). Die große Hohlvene ist durch einen Tumor verdrängt. Die Skizze zeigt im Vergleich den normalen Verlauf der Hohlvene (gestrichelt).

Untersuchungen bei Tumoren im Brustkorb

Bereits die Röntgenaufnahme des Thorax kann zur Verdachtsdiagnose führen.

Untersuchungen bei Tumor im Wirbelkanal (Spinalkanal)

Zur Abklärung dieser Frage dienen die Kontrastmitteldarstellung des Wirbelkanals (s. S. 32) und das Computer- bzw. Kernspintomogramm.

Untersuchung der Hormonausscheidung im Harn

Bei jedem Verdacht auf Neuroblastom wird ein über 24 Stunden gesammelter Harn auf Adrenalin und seine Abbauprodukte (Katecholamine) untersucht. Wenn die Hormonausscheidung erhöht ist, wird die Diagnose Neuroblastom (im Kindesalter) sehr wahrscheinlich.

Zur Behandlung und den Überlebenschancen (Prognose) des Neuroblastoms

Die Therapie richtet sich wie bei allen anderen Tumoren nach dem Krankheitsstadium. Dieses muß durch verschiedene Untersuchungen, insbesondere des Skeletts (Knochenmetastasen?) ermittelt werden. Neben dem Erkrankungsstadium müssen bei diesem Tumor jedoch auch das Alter des Kindes und der Reifegrad des Tumors (Ganglioneurom, Ganglioneuroblastom, Neuroblastom) berücksichtigt werden.

All diesen Faktoren hat die Arbeitsgruppe um Prof. BERTHOLD, Köln – Neuroblastomprotokoll, NB 90 – Rechnung getragen:

Neugeborene und die meisten Säuglinge ohne Knochenherde (Stadium IV S*) haben so gute Überlebenschancen, daß sie zumeist keiner Therapie bedürfen. Ihre Tumoren können sich ohne Behandlung, also spontan zurückbilden.

Ältere Kinder ohne Knochenmetastasen, deren Tumor entfernt werden konnte, oder deren Tumor – wenn auch nicht vollständig entfernbar – Zeichen der Ausreifung hat, haben ebenfalls eine gute Prognose.

Kinder mit Knochenherden haben weniger gute Überlebenschancen. Dennoch ist es nicht gerechtfertigt, bei diesen Kindern aufzugeben. Auch Patienten in diesem Erkrankungsstadium (IV) haben überlebt. Bei diesen Patienten schließt sich an eine Intensivtherapie eine Dauertherapie über ein Jahr an.

Resttumoren, die durch die Chemotherapie eine nur ungenügende Rückbildung ihrer Tumorherde zeigen, werden bestrahlt.

Untersuchungen am Tumorgewebe bringen zunehmend neue Erkenntnisse, die uns helfen, die therapeutischen Möglichkeiten zu verbessern und die Lebenschancen besser einzuschätzen.

* »S« steht für das lateinische Wort »sine«, das im Deutschen »ohne« bedeutet.

Tumoren im zentralen Nervensystem

Unter dem zentralen Nervensystem verstehen wir das Gehirn und das Rückenmark. Sowohl im Gehirn als auch im Wirbelkanal, in den das Rückenmark eingebettet ist, kommen gutartige, aber auch bösartige Tumoren vor. Warum diese entstehen, ist uns noch nicht bekannt. Hirntumoren kommen im Kindesalter fast so häufig vor wie die Leukämie, während im Wirbelkanal gelegene Tumoren eher selten sind.

Hirntumoren

Hirntumoren können sich in sehr verschiedener Form bemerkbar machen. Die Krankheitszeichen sind sowohl von der Lage des Tumors als auch vom Alter des Kindes, der Geschwindigkeit des Tumorwachstums und vom Druck im Inneren der Schädelkapsel abhängig (s. S. 24ff.). Der Tumor kann zu einer Abflußbehinderung des Liquors, gleichsam zu einer »Verstopfung der Wasserleitung« führen. Sitzt der Tumor z.B. im Kleinhirn (Abb. 4, S. 25), kann er das dünne Abflußrohr, den Aquädukt, verlegen und zu einer Erweiterung der darüberliegenden Ventrikel führen. Der Schädelinnendruck muß dadurch weiter steigen.

Krankheitszeichen, die auf die Möglichkeit eines Hirntumors hinweisen

Erbrechen ist ein häufiger Hinweis für einen gesteigerten Schädelinnendruck. Zumeist erbrechen die Kinder am Morgen, oft ohne vorangehendes Übelkeitsgefühl. Dazu kommen Kopfschmerzen, die ebenfalls in den Morgenstunden am stärksten sind. Eine Sprengung der Schädelnähte infolge der weiteren Zunahme des Schädelinnendrucks (s. S. 24) kann dazu führen, daß Kopfschmerzen und Erbrechen wieder verschwinden, da der Druck durch die Nahtsprengung vorübergehend geringer wird. Weitere Allgemeinsymptome, die auch an die Möglichkeit eines Hirntumors denken lassen, sind Verhaltensänderungen des Kindes – z.B. das früher lebhafte Kind wird ruhig, zurückgezogen, apathisch – oder Konzentrationsstörungen und eine Veränderung der Schrift. Oft fällt den Eltern auf, daß ihr Kind plötzlich schielt, oder das Kind bemerkt, daß es doppelt sieht. Einer unserer Patienten erklärte seinen Eltern während einer Autofahrt, daß die vorbeifahrenden Autos alle doppelt seien. Die Eltern des intelligenten Lausbuben hielten diese und weitere Bemerkungen längere Zeit für einen dummen Scherz. Tatsächlich wurde bei diesem Knaben als Ursache dieses einzigen Symptoms in der weiteren Folge ein Hirntumor gefunden. Eine plötzliche Verschlechterung des Sehvermögens kann ebenso ein Zeichen für einen Hirntumor sein wie die Beobachtung älterer Kinder, daß sie seitlich gelegene Gegenstände nur sehen können, wenn sie den Kopf in diese Richtung drehen (Einschränkung des Gesichtsfeldes). Bei manchen Kindern fällt auf, daß der eine Mundwinkel beim Lachen und Weinen nicht mehr verzogen wird. Bei anderen wieder verändert sich die Sprache; sie wird verwaschen, so als ob das Kind einen Kloß im Munde hätte. Bei einer relativ großen Anzahl von Kindern mit einem Hirntumor treten Gleichgewichtsstörungen auf. Die Kinder versuchen, sie durch einen breitspurigen Gang noch eine

sich um einen sich rasch ausbreitenden, weitere Hirnbereiche zerstörenden bösartigen Tumor (z. B. Medulloblastom oder Ependymoblastom), wird unabhängig vom Ausmaß der Tumorentfernung eine Bestrahlung des ganzen Schädels erfolgen. Das Tumorbett bzw. der Resttumor wird mit einer zusätzlichen Strahlenmenge »aufgesättigt«. Darüber hinaus wird meist das Rükkenmark bestrahlt.

? *Warum wird bei manchen bösartigen Hirntumoren eine zusätzliche Bestrahlung des ganzen Rückenmarks durchgeführt?*

Es hat sich herausgestellt, daß einige bösartige Hirntumoren, so zum Beispiel das Medulloblastom und das Ependymoblastom, auf dem Liquorweg, also von den Ventrikeln bis hinunter in die untersten Abschnitte des Wirbelkanals, in dem das Rückenmark ebenfalls von Liquor umgeben ist (s. Abb. 4, S. 25), Metastasen setzen können. Wir sprechen in solchen Fällen von Abtropfmetastasen, da die Metastasen in diesen Fällen gleichsam von oben nach unten abtropfen. Diese Abtropfmetastasen können so klein sein, daß sie keine Symptome bilden, d. h. klinisch nicht erkannt werden können. Wird nun nur der Schädel, nicht aber das Rückenmark bestrahlt, werden diese kleinen Metastasen eines Tages wachsen und klinisch z. B. in Form von einer Lähmung der Beine in Erscheinung treten. Die Erfahrung hat gezeigt, daß eine frühzeitige Bestrahlung auch des Rückenmarks (also zu einer Zeit, zu der noch keine klinischen Krankheitszeichen vorliegen) das Wachstum vielleicht schon bei Diagnose vorhandener kleinster Abtropfmetastasen, die röntgenologisch noch nicht erfaßbar sind, weitgehend verhindern kann.

Behandlung mit Zytostatika

Diese werden in verschiedenen Kombinationen nur bei histologisch bösartigen (malignen) Hirntumoren eingesetzt. Durch verschiedene internationale Studien soll die beste Kombination gefunden werden.

? *Wie lange muß ein Kind in der Klinik bleiben?*

Die Beantwortung dieser Frage hängt sehr wesentlich vom Ausmaß der Krankheitszeichen ab, mit denen Ihr Kind in die Klinik kam. Manche Kinder kommen bewußtlos und mit Lähmungserscheinungen, andere mit geringfügigen Krankheitszeichen, die nach der Operation oder während der Strahlenbehandlung rasch verschwunden sind. Bei wieder anderen Kindern kommt es nach der Operation oder auch während der Behandlung mit Strahlen und Zytostatika vorerst zu einer Verschlechterung des Zustandes. Wie ein Kind im einzelnen reagieren wird, können wir leider nicht vorhersehen. Manche Kinder vertragen sowohl die Strahlenbehandlung als auch die Zytostatika so gut, daß sie wenige Tage nach Beginn dieser Behandlung nach Hause entlassen und ambulant weiterbehandelt werden können.

Kontrolluntersuchungen

Neben den üblichen Kontrolluntersuchungen werden Kinder mit einem Hirntumor regelmäßig neurologisch untersucht. Die Computertomographie des Schädels, evtl. auch ein Kernspintomogramm, werden in gewissen Zeitabschnitten kontrolliert. Bei manchen Hirntumoren, so insbesondere beim Kraniopharyngeom, muß mit Ausfällen einzelner Hormone gerechnet werden. Bei diesen Kindern müssen das Wachstum, die Funktion der Schilddrüse und später auch die Funktion der Keimdrüsen überwacht werden. Auch die Bestrahlung des Schädels kann zu Hormonausfällen führen. Hormonelle Ausfälle können aber durch eine entsprechende Therapie aufgefangen werden.

Überlebenschancen (Prognose)

Kinder mit gutartigen Tumoren oder Tumoren mit nur geringfügiger Bösartigkeit (niederer Malignitätsgrad), die vollständig oder fast vollständig entfernt werden können, haben ausgezeichnete Überlebenschancen. Seit Verbesserung der Technik der Strahlenbehandlung, und seitdem auch Zytostatika verwendet werden, hat sich auch die Prognose von Kindern mit bösartigen Hirntumoren entscheidend gebessert.

Bei allen Kindern mit einem Hirntumor ist es wichtig, Restschäden (z.B. Schwäche eines Armes oder eines Beines) auch heilgymnastisch zu behandeln. Lernschwierigkeiten muß man rechtzeitig erkennen, um dem Kind zusätzliche Probleme zu ersparen.

? *Könnte es unserem Kind nach der Operation noch schlechter gehen?*

Ja, das ist vorübergehend möglich, da sich nach der Operation häufig ein Ödem (Flüssigkeitsansammlung) im Operationsgebiet entwikkelt, wodurch der Hirndruck vorübergehend gesteigert wird. Zumeist gelingt es, dieses Hirnödem rasch durch Cortisongaben (Dexamethason) in den Griff zu bekommen oder auch völlig zu verhindern. Vorübergehende Verschlechterungen können aber auch durch die Strahlenbehandlung oder durch die Zytostatikatherapie auftreten. Beide Behandlungsformen führen zum Zerfall des Resttumors, der wiederum ein Ödem (Flüssigkeitsansammlung) um den Tumorrest zur Folge haben kann. Auch die so bedingte Hirndrucksteigerung kann mit Hilfe von Cortison und anderen medikamentösen Maßnahmen beherrscht werden.

? *Was geschieht, wenn der Tumor nicht ganz entfernt und das Ableitungssystem des Liquor nicht freigemacht werden kann?*

In diesen Fällen mit »verstopfter Wasserleitung« (Aquaeductus cerebri, s. Abb. 4, S. 25) wird eine sogenannte Shuntoperation notwendig. Sie ist am besten mit einer Umleitung im Straßenverkehr zu vergleichen. Die Hauptstraße ist verstopft. Deswegen muß eine Umleitung über eine Nebenstraße, bzw. eine Ableitung des Liquors aus den durch Liquorstau erweiterten Ventrikeln erfolgen. Zu diesem Zweck wird eine Verbindung (Umleitung, Shunt) zwischen dem Ventrikel und der Außenwelt oder mit einem anderen Flüssigkeitssystem angelegt. Folgende Möglichkeiten der Ableitung des Liquors können erwogen werden:

1. über ein Bohrloch nach außen,
2. in einen tiefer, jenseits der »Verstopfung« gelegenen Ventrikel (Zysterne, s. Abb. 4, S. 25): ventrikulozisternaler Shunt,
3. ins Blut (in den rechten Vorhof des Herzens, Atrium): ventrikuloatrialer Shunt,
4. in die Bauchhöhle (Bauchfell, Peritoneum): ventrikuloperitonealer Shunt.

Jede dieser Möglichkeiten hat Vor- und Nachteile, mit allen wird jedoch ein Abfluß des Liquors und somit eine Abnahme des Druckes auf das Gehirn gewährleistet. Kopfschmerzen und andere Hinweise auf einen erhöhten Schädelinnendruck verschwinden. Manchmal – bei sehr hohem Innendruck – muß noch vor der Operation des Hirntumors eine Druckentlastung durch einen Shunt erfolgen.

? *Wird das Kind trotz seines Hirntumors und der Behandlung weiterhin in der Schule erfolgreich sein?*

Diese Frage kann leider nicht mit Sicherheit beantwortet werden. Einer unserer Patienten hat ein Jahr nach der Operation eines Medulloblastoms, noch unter Zytostatika, seine Reifeprüfung mit gutem Erfolg abgelegt. Ein anderer studiert jetzt, 10 Monate nach der Operation seines Medulloblastoms noch unter Zytostatika, so erfolgreich Architektur, daß er das Begabtenstipendium beantragen kann. Wir haben aber auch Sonderschüler unter unseren Patienten. Letztgenannte Kinder wurden meist im Vorschulalter operiert. Wie die Schulerfolge dieser Kinder ohne Hirntumor und Behandlung ausgesehen hätten, ist schwer zu beantworten. Außerdem ist nicht zu klären, wieviel Gehirnsubstanz durch Tumor oder Hirndruck geschädigt wurde, bevor die Diagnose Hirntumor überhaupt gestellt werden konnte. Wichtig ist, schulische Probleme zu erkennen, um eine Überforderung der Kinder zu vermeiden.

Tumoren im Wirbelkanal

Tumoren im Wirbelkanal (Rückenmarkskanal, Spinalkanal, daher intraspinale Tumoren) sind selten. Sie sollten nach Diagnosestellung unverzüglich behandelt werden, um bleibende Schädigungen des Rückenmarks zu vermeiden.

Der Wirbelkanal wird von den Wirbelbögen gebildet; davor liegen die Wirbelkörper, dahinter die Dornfortsätze (s. Abb. 5, S. 26). Im Wirbelkanal liegt das Rückenmark, das wie das Gehirn von den Hirnhäuten und vom Liquormantel schützend umgeben ist. Im Rückenmark verlaufen die Nervenstränge, die uns einerseits die Bewegung unserer Muskeln ermöglichen (motorische Nerven), andererseits unsere Empfindungen, wie z.B. Berührung, Schmerz oder Temperatur (Empfindungsnerven = sensible Nerven), an unser Gehirn zurückmelden. Der Ein- und Austritt der Nervenfasern (Nervenwurzeln) erfolgt durch die seitlich am Wirbelkanal liegenden Löcher (s. Abb. 5).

Grundsätzlich gilt für das Rückenmark dasselbe wie für das Gehirn. Beide sind durch Knochen – Schädelkapsel bzw. Wirbelkanal – geschützt; Schädelkapsel bzw. Wirbelkanal sind durch Gehirn bzw. Rückenmark, beide durch Hirnhäute und Liquor geschützt, ausgefüllt. Ein zusätzliches Gebilde, wie z.B. ein Tumor, führt also in beiden Fällen zu Platzmangel. Der Wirbelkanal gibt jedoch nicht nach, und dementsprechend führt ein im Wirbelkanal liegender Tumor unweigerlich zum Druck auf das Rückenmark und somit auf die Nervenstränge. Bewegungs- und/oder Empfindungsstörungen müssen die Folge sein.

Krankheitszeichen, die an die Möglichkeit eines intraspinalen Tumors denken lassen

Die Symptome ergeben sich durch Druck auf die Nervenstränge, wobei zumeist sowohl jene Nerven, die unsere Muskelbewegungen ermöglichen, als auch jene, die unsere Empfindungen (Berührung, Wärme, Kälte) an unser Gehirn zurückmelden, betroffen sind. Eine Gangstörung ist häufig das erste Symptom. Das Kind beginnt zu stolpern, häufig niederzufallen, es will nicht mehr laufen, sondern lieber getragen werden. Schmerzen sind häufig, sie müssen aber nicht vorhanden sein. Sie können irgendwo in Tumorhöhe am Rücken, oder, je nach Lage des Tumors, auch in den Beinen oder Armen auftreten. Manchmal strahlen sie von der Wirbelsäule aus in den Bauch aus. Sitzt der Tumor im unteren Teil der Wirbelsäule, kann Verlust der Blasen- oder Mastdarmkontrolle das erste Symptom sein. Empfindungsstörungen (Sensibilitätsstörungen) werden von Kleinkindern nicht bemerkt. Wie beim Hirntumor können sich die Hinweiszeichen langsam entwickeln, sie können aber auch akut auftreten und zwingen dann zur Operation.

Untersuchungen bei Verdacht auf Tumor im Spinalkanal

Zuerst erfolgt natürlich eine körperliche Untersuchung, wobei dem Gang, der Muskelkraft, den Sehnenreflexen und der Empfindung von Berührung, Temperatur usw. besonderes Augenmerk zuzuwenden ist (Einzelheiten s. S. 108). Es folgen Röntgenbilder der gesamten Wirbelsäule und eine Kontrastmitteldarstellung des Wirbelkanals, ein Computer- bzw. Kernspintomogramm (s. S. 28, 29 u. Abb. 7, S. 32), um die Höhe des Tumors festzustellen.

Behandlung

Das erste und vordringlichste Behandlungsziel ist die Druckentlastung des Rückenmarks. Der Neurochirurg dringt in der durch die Myelographie bekannten Höhe des Tumors in den Wirbelkanal vor, indem er ein oder auch mehrere Dornfortsätze entfernt, um sich Zugang zum Tumor zu verschaffen. Als nächstes stellt er die genaue Lage des Tumors fest: Ist der Tumor von außen durch die seitlichen Löcher in den Wirbelkanal eingewachsen? Liegt er zwischen der äußeren Hirnhaut und dem Rückenmark, oder befindet er sich im Rückenmark? Anschließend entfernt er so viel Tumor, als ohne zusätzliche Schädigung möglich ist.

Die weitere Therapie hängt von der zugrundeliegenden Erkrankung ab. Sie kann in der Anwendung von Zytostatika und der Strahlentherapie bestehen.

Überlebenschancen (Prognose)

Kinder mit einem gutartigen Tumor haben ausgezeichnete Überlebenschancen. Bei Kindern mit bösartigen Tumoren hängt die Prognose von der Art der Erkrankung ab. Säuglinge mit einem Neuroblastom zum Beispiel haben ausgezeichnete Überlebenschancen. Eine unserer Patientinnen, deren intraspinaler Tumor auf eine Lymphogranulom zurückzuführen war und deren Beine gelähmt waren, tanzt heute Ballett. Ihre Frage, ob Lähmungen nach Operation und entsprechender physikalischer Therapie auf jeden Fall wieder ganz zurückgehen werden, kann jedoch leider nicht bejaht werden. Bei manchen Kindern bleiben Restlähmungen zurück. Durch heilgymnastische Behandlung ist jedoch fast immer mit einer Besserung zu rechnen.

Tumoren des Knochens

Das Ewing-Sarkom*

Es handelt sich um einen bösartigen Tumor, der meist vom Markraum in der Mitte der langen Röhrenknochen (Beine, Arme) ausgeht. Ewing-Sarkome können aber auch am Beckengürtel und in jedem anderen Teil des Skeletts lokalisiert sein. Meist sind Kinder zwischen 6 und 16 Jahren betroffen.

Zur Diagnose
Vom klinischen Erscheinungsbild her kann der Tumor mit einer Osteomyelitis (Knochenentzündung) verwechselt werden. Die Kinder klagen häufig über Schmerzen, als Allgemeinsymptom kann Fieber bestehen. Die Diagnose kann nur durch histologische Untersuchung gesichert werden.

Röntgenuntersuchungen, Skelettszintigramm, Computertomogramm der Tumorregion und der Lungen helfen, das Ausbreitungsstadium zu bestimmen. Die Knochenmarkspunktion ist nötig, um einen generalisierten Prozeß auszuschließen.

Zur Behandlung
Die Behandlung besteht in einer Kombination von Chemotherapie, Operation und Bestrahlung. Besprechen Sie die Einzelheiten mit dem Arzt, der Ihr Kind betreut. *Zur Prognose:* Sie wird durch das Erkrankungsstadium, die Risikogruppe und das Ansprechen auf die Chemotherapie bestimmt (die Behandlung erfolgt nach der Studie von Prof. JÜRGENS, Münster [ESS]).

Das Osteosarkom

Es ist der häufigste bösartige Tumor des Knochens und betrifft vor allem das jugendliche Alter. Er tritt bei Buben häufiger als bei Mädchen auf.

Die *Symptome* können ebenfalls denen einer Knochenentzündung ähneln: Fieber, Schmerzen, Schwellung; manchmal ist die Haut über dem Tumor gerötet.

Bei vielen Patienten bestehen leider schon bei der Diagnosestellung Lungenmetastasen. Die intensive Chemotherapie trägt aber besonders auch dieser Situation Rechnung.

* benannt nach dem Pathologen JAMES EWING, New York

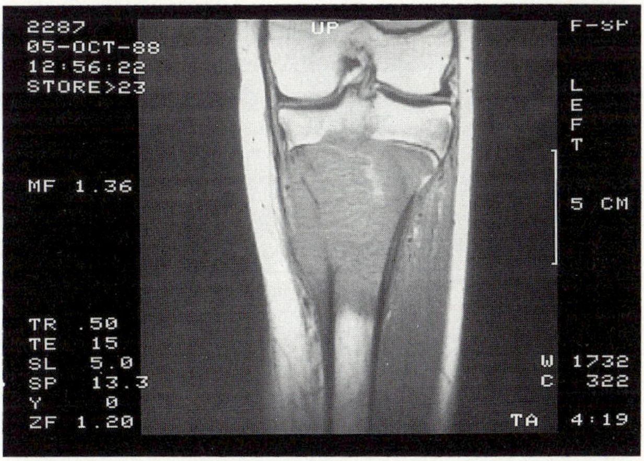

Abb. 22 Kernspintomogramm eines Osteosarkoms.

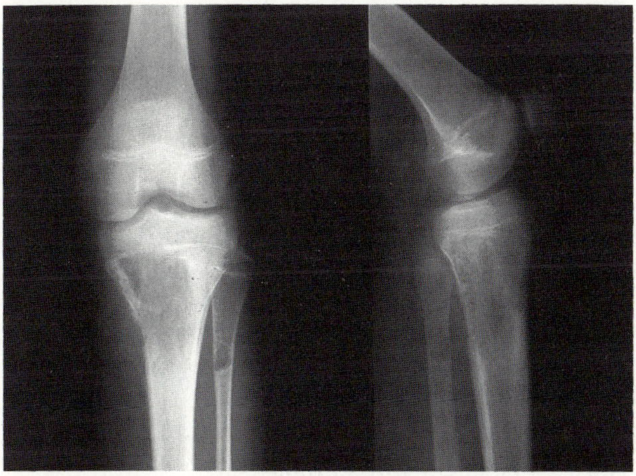

Abb. 23 Röntgenbild von vorn und seitlich des gleichen Patienten. Beide Aufnahmen zeigen vor allem die Zerstörung der Knochen durch den Tumor.

Diagnostik

Vor Beginn der Therapie erfolgt eine ausführliche Durchuntersuchung mit Röntgen der betroffenen Gliedmaße, Röntgen und Computertomogramm der Lunge, Skelettszintigramm und so weit als möglich auch ein Kernspintomogramm der Tumorregion.

Durch eine Probebiopsie wird die Diagnose histologisch gesichert.

Die Behandlung des Osteosarkoms

Das derzeit gültige Protokoll der Arbeitsgruppe um Prof. WINKLER, Hamburg (Coss-Studie 91), gibt einen Überblick über die Behandlung. Diese erfolgt in drei Abschnitten:

1. Präoperative Chemotherapie
2. Operation
3. Postoperative Chemotherapie

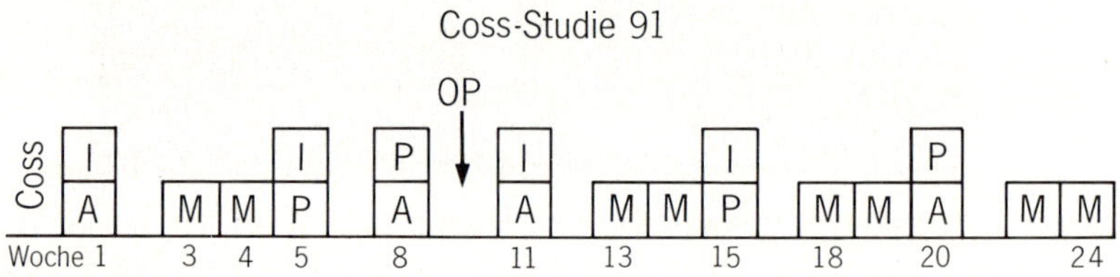

Abb. 24 Die Großbuchstaben auf der Abbildung bedeuten die Anfangsbuchstaben der verwendeten Zytostatika.

I = Ifosfamid – Holoxan
A = Adriblastin
M = Methotrexat
P = Platinex – Cis Platin

Die der Abbildung zu entnehmenden zeitlichen Angaben für die einzelnen Abschnitte der Behandlung sind Richtwerte. Beim einzelnen Patienten können durchaus zeitliche Verschiebungen auftreten. Die einzelnen Therapieelemente können erst beginnen, wenn bestimmte Leukozyten- und Thrombozyten-Grenzwerte überschritten sind, also das Blutbild des Patienten die Fortsetzung einer Chemotherapie erlaubt.

Vor der Gabe von Platinex werden besonders die Funktion der Niere und das Hörvermögen der Kinder überprüft.

Vor der Gabe von Adriblastin wird die Funktion des Herzens untersucht. Bei einer Einschränkung der Herzfunktion (des Auswurfvolumens) muß eventuell auf Adriblastin verzichtet werden.

Operative Möglichkeiten der Behandlung:

1. Amputation
2. Endoprothese
3. Umkehrplastik.

Die Amputation ist ein Eingriff, den wir gerade bei Kindern und Jugendlichen zu vermeiden versuchen. Aber nur eine radikale Tumorentfernung ist die Voraussetzung dafür, daß später der Tumor nicht erneut auftritt. Das ist auch der Grund, weshalb auch heute noch oft eine Amputation durchgeführt werden muß. Die prothetischen Versorgungsmöglichkeiten sind mittlerweile gut.

Grundsätzlich wird immer vor der Amputation von einem Spezialistenteam überprüft, ob für das Kind eine sog. extremitätenerhaltende Operation in Frage kommt.

Bei kleinen Tumoren ist manchmal eine Endoprothese möglich, das heißt, man versucht mit Hilfe eines Knochenersatzes den ehemals tumortragenden Knochen zu erhalten.

Die Umkehrplastik hat zum Ziel, die prothetische Versorgung und die Beweglichkeit im Kniegelenk zu verbessern. Dabei wird der Fuß so am Oberschenkelstumpf angepaßt, daß das Sprunggelenk als Kniegelenk dient. An dieses »Kniegelenk« wird die Prothese angepaßt.

Weitere Tumoren

Das Rhabdomyosarkom

Es handelt sich um einen bösartigen Tumor, der von der Muskulatur und dem Bindegewebe ausgeht. Am häufigsten tritt das Rhabdomyosarkom im Kopf-Hals-Bereich auf und macht sich oft als Schwellung bemerkbar. Grundsätzlich kann der Tumor aber auch von allen anderen Stellen im Körper ausgehen, die quergestreifte Muskulatur und Bindegewebe tragen (Genitale, Blase, Extremitäten).

Wie bei allen Tumoren erfolgt eine Durchuntersuchung (Röntgen, Szintigramm, Ultraschall, Computertomogramm, evtl. Lumbalpunktion und Knochenmarkpunktion), um das Stadium festzulegen (sog. »Staging«).

Zur Behandlung

Grundsätzlich besteht die Therapie in einer Kombination von Chemotherapie/Operation und meist Bestrahlung. Durch diese intensive Therapie hat sich die Prognose entscheidend verbessert und liegt im Stadium II bei etwa 70 Prozent.

(Stadium II = mikroskopischer Tumorrest.)

Keimzelltumoren

Diese seltenen Tumoren gehen vom embryonalen Gewebe aus und treten meist in den ersten beiden Lebensjahren auf. Sie können sich an allen Stellen im Körper entwickeln, zunächst gutartig sein, aber auch maligne entarten.

Viele der Tumoren schütten Stoffe ins Blut aus, die wir Tumormarker nennen und bei Patienten erhöht im Blut und auch im Tumorgewebe selbst gemessen werden können (β-HCG, δ-Fetoprotein).

Aufgrund der Veränderungen der Tumormarker während und nach der Therapie ist eine gute Kontrolle des Therapieerfolgs möglich. Die Behandlung besteht in Operation und Chemotherapie (evtl. auch Bestrahlung).

Bei erfolgreicher Therapie kann ein Rückgang dieser Stoffe im Blut festgestellt werden. Auf diese Weise dienen sie der Kontrolle des Therapieerfolgs.

Im Stadium I kann meist auf die Chemotherapie verzichtet werden; es hat eine sehr gute Prognose.

Das Retinoblastom

Das Retinoblastom ist ein bösartiger Tumor der Netzhaut (Retina). Am häufigsten betroffen sind Kinder bis zum 2. Lebensjahr. Der Tumor kann in einer vererbbaren Form auftreten und ist dann mit Veränderungen des genetischen Materials kombiniert (Chromosomenanomalien). Am häufigsten ist das Retinoblastom aber eine spontane Neubildung und wird dann auch nicht vererbt.

Die Symptome

Die Kinder fallen häufig durch Beschwerden auf, die auch bei einer entzündlichen Augenerkrankung auftreten können (Schielen, Sehstörungen, ein gerötetes Auge).

Zur Behandlung

Im Frühstadium ist die Operation ausreichend. Oft muß jedoch der betreffende Augapfel entfernt werden. Bei ausgedehnten Tumoren wird eine zytostatische Therapie und eine Bestrahlung angestrebt.

Auch nach erfolgreicher Therapie bleiben die Kinder in der Nachsorge durch Onkologen, Augenärzte und Strahlentherapeuten. Handelt es sich um ein erbliches Retinoblastom, bleibt die Familie in der Betreuung durch eine genetische Beratungsstelle.

Dieses Buch wird niemals all das enthalten können, was Sie in besonderen Fällen besonders interessieren könnte. Wir haben bisher über Tumoren berichtet, die relativ häufig sind. Grundsätzlich können jedoch alle Gewebe des menschlichen Körpers und Zellen in allen Organen entarten, so daß es noch eine Reihe weiterer Tumoren gibt, die wir nicht alle einzeln besprechen können. Es mag also sein, daß der Tumor gerade Ihres Kindes in diesem Ratgeber nicht zu finden ist. Aber vergessen Sie in diesem Zusammenhang bitte nicht, daß Ihr erster und wichtigster Ratgeber immer der Arzt bleiben wird, der Ihr Kind betreut.

Grundsätzlich ist das Vorgehen bei allen bösartigen Tumoren unabhängig davon, ob sie in diesem Buche Erwähnung finden oder nicht, sehr ähnlich. Immer stehen uns die gleichen Waffen zur Verfügung. Ihre Auswahl und ihre Reihenfolge, in der wir unsere Behandlungsmöglichkeiten einsetzen, können unterschiedlich sein.

Können wir noch mehr tun für unser Kind?

Aspekte einer anthroposophisch erweiterten Therapie*

Einleitende Fragen

»Wir haben ein krebskrankes Kind. Wir wissen, daß eine intensive und langwierige Behandlung notwendig ist und daß sie risikoreich und mit schweren Nebenwirkungen verbunden ist. Wir wollen eigentlich keine Chemotherapie und keine Bestrahlungen, haben uns aber damit abfinden müssen, daß sie wohl unumgänglich sind. Dennoch haben wir Angst vor diesen Verfahren. Sie sind schädlich und einseitig, da sie nur die Krankheit unterdrücken und die körpereigenen Abwehrkräfte gerade nicht fördern. Wo bleibt unser Kind dabei? Gibt es nicht noch andere Möglichkeiten? Können wir nicht noch mehr tun für unser Kind?«

So oder so ähnlich werden wir immer wieder von Müttern und Vätern leukämie- und tumorkranker Kinder gefragt. Zunehmend häufiger haben sie das Empfinden, daß sie mit ihren kranken Kindern einer undurchschaubar komplizierten und hochtechnisierten Diagnostik und Apparatemedizin ausgeliefert sind und sich selbst und ihre Kinder darin zu verlieren drohen. Ursache für diese Empfindungen sind die direkten oder indirekten Erfahrungen vieler Eltern, daß technische Vorgänge, Apparate und Statistiken den Arzt und seinen Patienten immer mehr beherrschen und dabei die Gefahr wächst, daß sie sich zwischen Therapeut und Kranken schieben. Diese Form der Medizin schafft die Tendenz, Pflegende, Therapeuten und Ärzte vom kranken Menschen abzudrängen und Sachlichkeit und Objektivität an die Stelle von Mitgefühl und subjektivem Eingehen zu setzen.

Und das Bewußtsein wächst einerseits, daß dies letzten Endes die unausweichliche Konsequenz einer Verobjektivierung der Medizin ist, daß subjektive, individuelle oder gar biographische Aspekte des Erkrankens von der ausschließlich naturwissenschaftlich orientierten Medizin als nicht wissenschaftlich unberücksichtigt bleiben. Andererseits nimmt aber auch deutlich das Bewußtsein zu, daß Therapie mehr sein muß als die Anwendung eines Schemas, welches seine individuellen Aspekte darauf reduziert, daß es Bezug nimmt auf meßbare Größen des Kindes wie Körpergewicht, Körperlänge bzw. Körperoberfläche oder eine Vielzahl von Labordaten, ansonsten aber völlig unabhängig von den jeweils ich-geprägten und entwicklungsbedingten Situationen des Kindes abläuft.

---

* Von Dr. med. CHRISTOPH TAUTZ, Herdecke, Gemeinschaftskrankenhaus, Kinderklinik.

Suche nach neuen Therapieansätzen

In den vielen langen, ernsten und oft existentiellen Gesprächen mit betroffenen Eltern während der vergangenen mehr als 15 Jahre fand das dringende Bedürfnis, ja oft die Forderung nach neuen Therapieansätzen für ihre lebensbedrohlich erkrankten Kinder lebhaften Ausdruck. Sie suchten nach Formen, die den leidenden Menschen in der Ganzheit seiner Lebensbeziehung und individuell-biographischen Entwicklungsbedingungen in den Mittelpunkt stellen.

So ist dieses Kapitel für diejenigen geschrieben, die etwas von Therapiemöglichkeiten erfahren wollen, welche über die konventionellen Verfahren hinausgehen, diese aber – **und das sei deutlich betont – nicht primär ersetzen wollen**. Es kann sich bei dem im folgenden Dargestellten im engeren Sinn nicht um Alternativen handeln. Vielmehr liegt diesen **ergänzenden Therapiemöglichkeiten** ein modernes Verständnis von Gesundheit und Krankheit zugrunde, das zu den physisch-körperlichen, auch die seelischen und geistigen Verwirklichungsbereiche des Menschen integrierend hinzunimmt, wie es sich aus der von RUDOLF STEINER anthroposophisch erweiterten Medizin ergibt. Die praktischen Erfahrungen damit stammen aus der langjährigen Tätigkeit in der **Kinderklinik des Gemeinschaftskrankenhauses Herdecke**.

Fragen nach den Ursachen oder dem Verursacher der Krankheit

»Woher kommt die Erkrankung unseres Kindes?«

Diese Frage nach der Ursache des Erkrankens steht oft am Anfang der Gespräche. Ihr liegt die Vorstellung zugrunde, wie sie auch die heutige naturwissenschaftlich orientierte Medizin vertritt, daß die Krebskrankheit – und dies gilt auch für die Leukämien – von außen durch karzinogene und von innen durch genetische Faktoren verursacht wird. Läßt man sich auch nur anfänglich auf diese Anschauungen ein, so wird rasch deutlich, daß äußere Faktoren bei Kindern – man denke speziell an die oft sehr frühen Tumormanifestationen – sehr unwahrscheinlich sind, so daß nur noch »innere« Ursachen verbleiben.

Und hier entsteht dann nahezu unweigerlich die Gegenfrage: Wer hat denn den Tumor gemacht? Wenn seine Entstehung nicht von äußeren Bedingungen bestimmt wurde, wer ist dann der Hervorbringer, der Produzent dieser Erkrankung? Sind es die »wildgewordenen« Zellen, die die Erkrankung darstellen? Wenn das so wäre, wer hat dann die Ordnungsmacht über sie verloren?

Aus diesen bedrängenden Überlegungen schält sich die Frage nach dem Organismus und seinen Gesetzmäßigkeiten sowie nach dem Wesen des Kindes heraus. Die Eltern fragen sich dann nicht selten:

»Kennen wir eigentlich unser Kind?, Wissen wir, was es wirklich will?«

In diesem dramatischen Geschehen wendet sich der Blick vom Tumor zu seinem Schöpfer.

Die Gesamtwirklichkeit des Menschen in Gesundheit und Krankheit

»Wie gelingt es uns, das Wesen unseres Kindes noch besser verstehen zu lernen, um es in seiner Krankheit umfänglicher unterstützen und in seinem Willen zur Heilung noch mehr fördern zu können?«

An dieser Stelle ist es nun notwendig, den Menschen in seiner Ganzheit als leibliches und seelisch-geistiges Wesen, als Organismus und Individualität zu betrachten. Denn Ziel muß es sein, aus dem Verständnis für die menschliche Wesenheit in ihrer besonderen Daseinsverwirklichung der Krankheit Ansatzpunkte und Perspektiven für ein therapeutisches Gesamtkonzept zu entwickeln. In der in jeder Hinsicht außerordentlichen Kompliziertheit des Wesens ›Mensch‹ und in der Kürze der Darstellung liegt es begründet, daß nur wenige Aspekte ausschnitthaft geschildert werden können und vieles in Andeutungen verbleiben muß. (Der interessierte Leser sei auf eine am Ende zusammengestellte Auswahl weiterführender Literatur verwiesen.)

Versuchen wir, den Menschen ganz unvoreingenommen zu betrachten, dann können wir vier durchaus unterschiedliche Daseinsebenen erkennen:

- eine physisch-leibliche Ebene, die die materiell-stoffliche Grundlage des sichtbaren Organismus darstellt,
- eine Lebensebene, in der sich alle lebendigen Funktionsabläufe und Bildetätigkeiten abspielen wie Wachstum und Vermehrung, Regeneration und Ernährung u. a.,
- eine Gefühls- und Empfindungsebene als Ort der Seele und der Wahrnehmungsfähigkeiten wie Schmerz, Freude, Hunger, Durst etc. und

- eine Ich-Ebene. In ihr lebt umfassend die gesamte Individualität des einzelnen Menschen, sie ist die Grundlage für unser Wachbewußtsein und bildet das aus, was wir am Menschen seine Persönlichkeit nennen.

Fassen wir diese hier skizzierten Ebenen ins Auge, so müssen wir uns für den weiteren Gang der Betrachtung deutlich machen, daß die Gesamtwirklichkeit eines Menschen alle vier Daseinsebenen umfaßt. Diese Ebenen sind nicht als voneinander getrennt zu verstehen, sondern durchdringen sich in vielgestaltiger Weise und bilden erst in ihrer gegenseitigen Bedingtheit einen einheitlichen Organismus. Das Geheimnis dieses menschlichen Organismus besteht gerade in der Verschränktheit und Gleichzeitigkeit seiner geistigen, seelischen, lebentragenden und physisch-leiblichen Wirksamkeitsebenen. Es kann nun die Frage auftauchen: In welchem Verhältnis stehen Organismus und Individualität zueinander?

Sowohl für das Verstehen der gesunden als auch vor allem für das Verstehen einer krankhaften Entwicklung stellt die Erkenntnis, daß das Feld des Organismus für alle Ebenen menschlicher Existenz Begegnungs- und Wirkungsbereich ist, eine entscheidende Grundlage dar. Denn dieser Organismus ist ja gleichzeitig physischer Körper, lebend sich verwandelnde, empfindsam wahrnehmende und seelisch sich äußernde Organisation und dabei gleichermaßen auch Werkzeug des Ichs in seiner individuellen Daseinsverwirklichung. »Der Organismus als Werk und Werkzeug der menschlichen Individualität« – so faßt diesen Zusammenhang der Arzt und Psychiater P. F. Matthiessen in seinem bedeutsamen Aufsatz zum Organismusbegriff in der Onkologie zusammen.

Und können wir in der äußeren physiognomischen Gestalt und der sich in der Zeit abspielenden Entwicklung des Organismus die unverwechselbare Handschrift der Individualität wahrnehmen, so müssen wir auch im Erkranken an einem Tumor oder einer Leukämie die gleiche, intensive Verwirklichungskraft des Ichs im Bereich der Lebensebene erkennen. Dieses direkte, zu tiefe Eingreifen des Ich führt zu einer Überfremdung, einer »Übergestaltung«, so daß die vitalen Funktions- und Verwandlungsabläufe innerhalb der Lebensprozesse in Richtung auf eine Erstarrung und Verhärtung gedrängt werden. Und was sich zunächst nur im Funktionellen abspielen kann – und da auch wieder auflösbar ist –, kann sich im Weiterbestehen bis in eine Leukämie- und Tumorbildung äußere Gestalt verleihen. Das heißt, aus einem unsichtbaren, latenten Vorstadium wird die eigentliche Erkrankung dann sichtbar manifest.

An dieser Stelle möchte sich der Autor zwar für die in der Sache begründete, aber dennoch außerordentlich anstrengende, das Vorstellungs- und Denkvermögen des geduldigen Lesers kräftig in Anspruch nehmende Darstellung entschuldigen. Aber diese Ausführungen sind als Grundlage unumgänglich, um eine erweiterte Therapie und ihre verschiedenen Elemente verständlicher werden zu lassen.

Konsequenzen für die Therapie

Eine Therapie, will sie sich nicht nur in einer Antisymptomatologie erschöpfen, muß sich den Menschen in seiner Ganzheit als leibliches und seelisch-geistiges Wesen zum Maß nehmen. Versuchen wir, uns einem solchen therapeutischen Gesamtkonzept in Schritten zu nähern und greifen wir dabei als Grundlage auf die oben dargestellten vier Daseinsebenen des Menschen zurück. Dabei wird es sich als notwendig erweisen, für jede Ebene den ihr gemäßen Zugang und die ihrem Charakter entsprechende Arbeitsmethode zu suchen.

a) Physisch-leibliche Ebene: Zytostatika, Operation, Bestrahlung

Für die unterste physisch-leibliche Daseinsebene mit ihrer materiell-stofflichen Grundlage von Zellen und Organen sind chemische und physikalische Gesetzmäßigkeiten bestimmend, wie sie auch für Biochemie und Biophysik in der naturwissenschaftlichen Medizin Gültigkeit besitzen. Auf dieser Ebene liegen die Wirkungen chirurgischer Maßnahmen und auf medikamentös-pharmakologischem Feld die von Zytostatika, Cortison, Antibiotika etc., aber auch die der Behandlung mit Strahlen. Für alle drei gilt, daß sie mit intensiver Wirksamkeit leibverändernd eingreifen und z.T. bedrohliche und langanhaltende Nebenwirkungen aufweisen.

Man kann sich fragen, ob es wirklich unabdingbar ist, in derart massiver und risikoreicher Weise auf dieser Ebene einzugreifen. Würden nicht auch weniger belastende und toxische Verfahren ausreichen?

Hinzuweisen ist aber in diesem Zusammenhang auf die in einem Maß verbesserten Möglichkeiten, die unbehandelt tödlich verlaufenden Erkrankungen zu überwinden, wie dies noch vor wenigen Jahrzehnten undenkbar schien. Einzelheiten zu diesen Fragen sind an anderer Stelle in diesem Buch ausführlicher dargestellt. Und so ist festzuhalten, daß offensichtlich auf dieser Ebene mit aggressiv wirkenden Mitteln und Methoden eliminiert werden muß, was das Kind in seinem Organismus auf andere Weise nicht zu bewältigen in der Lage ist.

b) Lebentragende Ebene: Misteltherapie, Begleitmedikamente, Diät

Um so mehr gilt es, nach Ansätzen zu suchen, diese Überwindungsfähigkeiten zu steigern, d. h. den Erhalt der Ganzheit, die Unverletzlichkeit, die Integrität des Organismus zu fördern, die ja durch die Eigendynamik und Eigengesetzlichkeit der bösartigen Erkrankung verlustig gegangen sind. Für die Stärkung der Lebensebene, der Ebene aller lebendigen Bildetätigkeiten und funktionellen Wechselwirkungen innerhalb des Organismus spielt die Mistel eine entscheidende Rolle.

Es kann hier nicht der Ort sein, umfänglich auf die Fragen des Zusammenhangs von Mistel und Krebs einzugehen. Dazu finden sich verschiedene ausführliche Darstellungen, z. B. bei Leroi, Fintelmann und Wolff. Hier seien nur einige charakteristische Eigentümlichkeiten der Mistel skizziert, die dazu verhelfen können, zu einem Verständnis dieses Therapieprinzips zu gelangen.

Die Mistel lebt als Halbschmarotzer fern der Erdoberfläche auf verschiedenen Wirtsbäumen. Sie weist keine erdzugewandten Wurzeln auf, sondern besitzt einen durch die Baumrinde dringenden, sog. Senker, der zudem grün ist wie stets auch die Mistelpflanze – auch bei fehlender Sonnen- und Lichteinwirkung. Sie lebt gegen den Jahreszeitenrhythmus, blüht schon im Winter, zeigt eine einseitige, monotone Reproduktion immer gleichartiger Blattformen und kann sich nur mit Zwischenschaltung der die Beeren fressenden und die Samen über den Darm auf andere Bäume ausscheidenden Misteldrossel fortpflanzen. Weiterhin hat sie eine besondere Beziehung zum Wasser: Sie nimmt auf und verdunstet ein Vielfaches des vom Wirtsbaum umgesetzten Wassers.

In diesen fast allen pflanzlichen Gesetzmäßigkeiten entgegengesetzten Eigenbildungs- und Selbsterhaltungskräften verwirklicht sie ein Prinzip, das dem Organismus bei der Bildung eines Malignoms mangelt. Andererseits stellt die Mistel auch eine Fremdsubstanz dar, die vom Organismus spezifisch überwunden werden muß. Und in diesen Überwindungskräften wiederum liegt ebenfalls eine Heilwirkung für die Krankheit. Die Mistel »wirkt von zwei Seiten auf den Lebensleib, indem sie ihn wieder mit den Kräften der aufbauenden Ich-Tätigkeit verbindet und ihn zugleich aus der Umklammerung der abbauenden Ich-Tätigkeit befreit.« Diese zweifache Tätigkeit äußert sich einerseits in der immunstimulierenden und andererseits zytotoxischen Wirksamkeit der Mistel.

Die Wahl der Mistelart erfolgt je nach Art des Tumors oder der Leukämie. Sie muß zwei- bis dreimal pro Woche subkutan injiziert werden. Nur bei Hirntumoren ist auch die Gabe von Tropfen möglich.

Eine Reihe anderer Medikamente aus der anthroposophisch orientierten Medizin wie Phosphorus, Formica, Argentum, Quarz u. a. unterstützen und ergänzen die Misteltherapie.

Noch eine kurze Bemerkung zur Diät bei krebskranken Kindern. Die Ernährung ist sicher von Bedeutung, stellt aber speziell im Kindesalter nur einen kleineren Mosaikstein im Gesamtkonzept dar.

Wir versuchen vier übergeordnete Grundsätze zu beachten:

1. Das Essen muß Spaß machen, d. h. es muß schmecken!
2. Die Nahrungsmittel sollten so hochwertig als irgend möglich sein, d. h. Nahrungsmittel aus biologischem Anbau, z. B. Demeterqualität. Vermeidung von Farb- und Konservierungsstoffen, Stabilisatoren etc.; Vermeidung von Tiefkühlkost.
3. Die Ernährung sollte so vielseitig wie möglich sein, d. h. jegliche Vereinseitigung oder Dogmatik sollte vermieden werden.
4. Weniges ist ganz zu meiden: weißer Industriezucker, Schweinefleisch. Weniges ist einzuschränken: Nachtschattengewächse wie Kartoffeln, Tomaten, Paprika.

c) Seelische Ebene: Künstlerische Therapien, Heileurythmie

Der Zugang zu der dritten, der Gefühls- und Empfindungsebene, dem Bereich des Seelischen und der Befindlichkeiten macht wiederum ganz andere Methoden erforderlich. Jeder kennt aus eigenem Erleben die Bedeutung der aus verschiedenen Wahrnehmungsfeldern erwachsenden Befindlichkeiten. Um wieviel leichter sind seelische und auch körperliche Belastungen in Hochstimmung zu ertragen, und wie gering braucht nur ein Anlaß zu sein, um bei schlechter Befindlichkeit schon zum inneren und äußeren Zusammenbruch zu führen!

Ein Zugang zu diesen Daseinsebenen ist primär nicht über Medikamente oder andere Stofflichkeiten möglich, sondern über Wege inneren und äußeren Wahrnehmens. Jede dieser Wahrnehmungen, sei es in Form von äußeren Anwendungen wie Wärme, Massage, eine Einreibung oder Auflage oder seien es Sinneseindrücke über Auge, Ohr, Geschmack, Geruch usw., führt zu einer inneren Antwort, einer inneren Bewegung, die als Freude, Schmerz, Begeisterung, Ruhe, d. h. als Form einer antipathischen oder sympathischen Reaktion im Innern empfindbar wird.

Im Hinblick auf eine aktive Schulung dieser inneren Kräftebewegungen sind alle Formen künstlerischer Betätigungen wie z. B. im Malen, Plastizieren, Zeichnen, in der Holzgestaltung und Musik u. a. von wesentlicher Bedeutung. In der Begegnung mit dem Künstlerischen und der Entfaltung künstlerischer Kreativität lebt ein elementar heilsamer Prozeß. Er entspringt einer Veranlagung und Sehnsucht des Menschen nach individuellen, schöpferischen Gestaltungs- und Entwicklungskräften sowohl in der äußeren Welt wie auch an der eigenen Biographie. Und wie wir weiter oben gesehen haben, sind Gesunden und Erkranken – abgesehen von äußeren Gewalteinwirkungen – letztlich immer Eigenleistungen, d.h. Vorgänge, die vom jeweiligen Individuum, wenn auch in subtiler Wechselwirkung mit seiner natürlichen und mitmenschlichen Umwelt, selbst hervorgebracht werden. Gerade diese schöpferischen, neugestaltend und gesundend, aufbauend wirksamen Kräfte im Menschen zu wecken und zu aktivieren, kann durch die Auseinandersetzung im künstlerischen Prozeß erreicht werden. Die Steigerung der Wahrnehmungsfähigkeit und die Intensivierung der Erlebnisfähigkeit lassen sich in ihren Wirkungen bis in einzelne Körperfunktionen hinein verfolgen.

Was kann sich nicht alles im Seelischen ereignen, wenn z.B. ein 14jähriger Junge sich während einer zytostatischen Behandlung mit einem rohen Stück Holz auseinandersetzt mit dem Ziel, beispielsweise eine Schale zu gestalten und dabei erlebt, was ihm einerseits aus der Maserung des Holzes an Gestaltungsanregung entgegenkommen kann, was ihm aber auch andererseits das Werkstück durch seine Härte an Widerständen entgegensetzt, die viel an Kraft, aber auch Feingefühl und Phantasie erfordern, um überwunden zu werden. Oder wenn z.B. ein Mädchen sich mit einem Maler des 20. Jahrhunderts beschäftigt und sich für seine Bilder so begeistern kann, daß sie versucht, ein Werk von ihm nachzuschaffen. Dabei fallen ihm plötzlich Farbnuancen, Formen und Übergänge auf, die es vorher gar nicht bemerkt hatte und die es nun im Malen selbst bewältigen muß. Beide Kinder haben im Umgang mit einer Aufgabe und deren künstlerischer Bewältigung Selbst-Erfahrungen gemacht, Durchhaltefähigkeiten und Überwindungskräfte entwickelt. Sie haben stets aktiv einen Gleichgewichtszustand gegenüber sich selbst und dem sich zunächst widersetzenden Material erringen müssen, der sie so stabilisierte, daß sie z.B. weniger infekt- und nebenwirkungsanfällig waren.

Die Heileurythmie als eine aus der anthroposophischen Menschenkunde entwickelte künstlerische Bewegungstherapie, die auch schon im Säuglings- und Kleinkindalter angewendet werden kann, ist in ihrer Bedeutung für die Aktivierung gesundender Eigenprozesse kaum zu überschätzen. Sie bedürfte, wie die jeweiligen anderen künstlerischen Therapien auch, einer ausführlichen Darstellung. Hier kann nur auf das Buch »Heileurythmie und Medizin« verwiesen werden.

d) Ich-Ebene: Krankheit als Herausforderung

Für die vierte Ebene, die Ich-Ebene, gilt vielleicht der Begriff ›Therapie‹ im ursprünglichen Sinn ganz besonders: Er bedeutet: »Helfend begleiten«. So verstanden kann Therapie heißen, in umfassendem Maß Bedingungen schaffen, unter denen es dem Individuum gelingen kann, seine Selbstheilungspotentiale und seine Integritätsfähigkeiten im Organismus zu entfalten. Dies kann dann dazu führen, daß die im Patienten noch ruhend verborgenen oder schon sich manifestierenden Selbstheilungs- und selbstorganisierenden Prozesse in ein förderndes Wechselverhältnis, in ein heilsamhelfendes Zwiegespräch mit der Außenwelt treten. Und so, wie auch auf den bereits geschilderten Ebenen sehr differenzierte »Zwiegespräche« zwischen dem Patienten und der Außenwelt mit Hilfe des Medikamentes oder der Kunst als Mittel und Mittler geführt werden, so kann im Rahmen des Arzt-Patienten-Verhältnisses auf geistiger Ebene die Auseinandersetzung mit der Individualität des Kranken gesucht und damit auch eine Verbindung zum Ich geknüpft werden. Die Tatsache, daß der Arzt in der Regel kaum direkt mit dem kranken Kind in einen solchen gedanklichen Austausch treten, sondern diese Gespräche nur mit den Eltern führen kann, bedeutet nicht, daß die Ich-Ebene des Kindes nicht erreichbar ist. Das, was freie und selbstbestimmende Ich-Tätigkeit ist, entbindet sich erst schrittweise bis zum Mündigkeitsalter von seiner auf den Organismus gerichteten und den Organismus aufbauenden Aktivität. Und gerade die Bedingungen, unter denen diese Ich-Tätigkeit zunächst den Organismus gestalten und sich dann frei als Individualität biographieschaffend betätigen kann, werden von der unmittelbaren Umwelt des Kindes, letztlich von den Eltern bestimmt. Auch hier stoßen wir wieder auf den »Organismus als Werk und Werkzeug des Ich«, aber diesmal erweitert um die Bedeutung der diesen Organismus tragenden und formenden Mitwelt.

Und diese Mitformung gilt sicher in ganz besonderem Maß für die Krankheitssituation. Eine Vielzahl von Fragen taucht hier auf:

> *»Können wir auch als Eltern bei uns etwas tun, um das Gesunden zu fördern und einen Rückfall zu verhindern? Welche Veränderungen müßten wir in unserem Leben vornehmen, damit sich auch für das Leben unseres Kindes etwas verwandeln kann? Welche Neubestimmungen und andere Wertsetzungen sind notwendig? Können wir die Erkrankung des Kindes als eine Herausforderung verstehen lernen (und wozu fordert sie denn heraus)?«*

Diese und ähnliche Fragen sind immer wieder in unterschiedlichen Nuancen in den Gesprächen formuliert worden. Einige Eltern haben ausführlicher darüber berichtet und sie in einem Buch »Die Gegenwart eures Todes könnte die Zukunft des Lebens retten« zusammengetragen.

Die Berichte lassen erkennen, welche Ebene der Lebenswirklichkeit des Kindes mit der Ich-Ebene gemeint ist. Es wird aber auch ansichtig, daß es auf diese Fragen keine Rezeptantworten gibt. Sic schärfen den Blick und das Wahrnehmungsvermögen für bisher unentdeckte Bereiche der Wirklichkeit, wobei Antworten nur von jedem selbst gefunden werden können.

Schlußgedanken

Und hier kann sich der Kreis wieder schließen. Denn am Anfang stand schon die Frage nach dem Unverwechselbaren, dem Individuellen: »Wo bleibt unser Kind?« Und die andere Frage: »Können wir nicht noch mehr für unser Kind tun?« Das Grundanliegen dieses Kapitels war, den kranken Menschen in der Ganzheit seiner physisch-leiblichen, lebentragenden sowie seelischen und geistigen Daseinsmöglichkeiten in den Mittelpunkt für die Fragen nach einem, diesem Anspruch genügenden Therapieansatz zu stellen. Im Gang der Darstellung sind Richtungen aufgezeigt worden, die Wege erweiternder Therapiemöglichkeiten erkennen ließen. Und es konnte vielleicht empfunden werden, daß die immer wieder neue Aufgabe für alle, die mit leukämie- und tumorkranken Kindern zu tun haben, die Herausforderung darstellt, allen Wirklichkeitsebenen dieser Kinder in gleicher Intensität und Hingabe gerecht zu werden.

Wie mit der Krankheit leben?

Eine psycho-soziale Betrachtung mit Beiträgen von Eltern leukämie- und tumorkranker Kinder

Die Diagnose

Viele Eltern waren schon lange, bevor sie ihr Kind in die Klinik brachten, beunruhigt, weil sich die Beschwerden ihres Kindes nicht bessern wollten. Manche Eltern können sich auf den Tag genau an den Beginn der Erkrankung erinnern, andere haben sich bereits Wochen mit der Frage nach der Ursache der Beschwerden ihres Kindes herumgeplagt. Die Unsicherheit nahm von Tag zu Tag zu. »Ich war damals auf Dienstreise«, sagte ein Vater, »und habe gespürt, daß der Bub eine Krankheit hat, die auf Leben und Tod geht.« Jetzt wollen die Eltern endlich wissen, was ihrem Kinde fehlt, sie wollen den Namen der Erkrankung erfahren, die Diagnose, die Behandlungsmöglichkeiten, die Nebenwirkungen der Behandlung und die Überlebenschancen. Trotz aller bösen Vorahnungen ist die Bestätigung des Verdachts »ein Keulenschlag«, und dennoch sagten alle Eltern, mit denen wir Wochen, Monate, Jahre nach Diagnosestellung sprachen, daß sie die volle Wahrheit über die Krankheit ihres Kindes wissen wollten, »obgleich man glaubt, man überlebt es nicht«.

Normale Reaktionen der Eltern auf die Mitteilung der schwerwiegenden Diagnose

Die meisten Eltern werden trotz ihrer Vorahnungen durch die dringend erwartete und gleichzeitig gefürchtete Mitteilung der Diagnose in eine Ausnahmesituation versetzt, die manche nicht mehr hören läßt, daß ihr Kind ja trotzdem nicht verloren ist. Die Überlebenschancen dieser Kinder haben sich heute in einem früher unvorstellbaren Ausmaß gebessert. Diese Erkenntnis wollen wir Ihnen übermitteln; dennoch nehmen viele Eltern nur das Wort »Leukämie« oder »bösartiger Tumor« auf. Diese und die nun folgenden Reaktionen sind nicht ungewöhnlich. Vielleicht kann es Sie ein wenig trösten, wenn Sie wissen, daß es anderen Eltern gegangen ist wie Ihnen.

Der Schock:

»Es war ein furchtbarer Schock. Es war das Schlimmste, das ich je erlebt habe«, sagte uns eine Mutter, deren kleine Tochter ihre Krankheit zur Zeit unseres Gesprächs mit ihr bereits vier Jahre überlebt hatte und gesund ist. Dieser Schock kann so heftig sein, daß das weitere Zuhören einfach unmöglich wird, die Gedanken sind mit anderem beschäftigt: »Ich habe während des Gesprächs mit dem Arzt immer nur gedacht, der Bub wird nie mehr nach Hause kommen, das Zimmer wird immer leer bleiben. In meinem Kopf war immer nur die Idee, ich muß ihn vom Turnen abmelden, er wird nie mehr laufen können.« Eine andere Mutter, deren Kind heute, vier Jahre nach Diagnosestellung, ein gesundes, normales Leben führt, sah ihr Kind im Augenblick der Mitteilung der Diagnose tot: »Ich habe mich während des Gesprächs mit dem Arzt auf dem Friedhof gesehen, das Grab versorgen, und konnte nicht fertig werden mit dem Gedanken, daß sie stirbt.« Eine andere Mutter: »Man sieht alles wie durch einen Schleier, sie haben es mir weiter erklärt, und ich kann mich so dunkel erinnern, daß ich ›ja‹ gesagt habe, aber aufgenommen, muß ich zugeben, habe ich das nicht.«

Nicht-wahrhaben-Wollen:

»Ich war sehr zufrieden, daß sie uns die Wahrheit gesagt haben, ich habe es aber nicht wahrhaben wollen. Ich habe es nicht begriffen. Ich habe mich dagegen gesträubt.« Die Großmutter eines unserer kleinen Patienten berichtete uns von der Reaktion ihrer Tochter: »Das Wort Tumor ist nicht in sie eingedrungen. Sie glaubte an eine Tuberkulose. Sie wollte mit ihm in die Berge fahren. Das war ein Schutz, sie hat es nicht erfaßt.«

Zorn:

Der Zorn auf den Überbringer der unglückseligen Botschaft ist sehr naheliegend und uralt: Der Bote, der dem Feldherrn übermitteln mußte, daß die Schlacht verloren ist, wurde im griechischen Altertum kurzerhand getötet. »Wenn meinem Kind etwas passiert, erschieße ich Sie«, ein Ausspruch eines Vaters, der auch den Arzt erstarren ließ. So böse wie dieser Vater werden Eltern nur selten, aber auch diese Reaktion, im ersten Entsetzen ausgesprochen, ist gut verständlich. Der Zorn richtet sich aber nicht nur auf den Übermittler der traurigen Botschaft, sondern auch auf die vorbehandelnden Ärzte: »Warum hat er die Krankheit nicht früher erkannt? Ich habe ihm doch gesagt, daß das Kind blaß, müde und appetitlos ist.« »Ich bin wochenlang zum Arzt gegangen, und er hat mich immer wieder beruhigt.« Manchmal wird auch der Zorn auf den Ehepartner oder seine Familie gerichtet. In diesem Zusammenhang sei noch einmal daran erinnert, daß diese Krankheiten nicht erblich sind und die »Schuld« auch nicht beim Ehepartner und seiner Familie liegt. Auch Zorn gemischt mit Neid auf Freunde und Bekannte, »die haben ja gesunde Kinder«, bricht manchmal durch. »Wir haben alles getan für unsere Kinder. Mein Mann ist nicht ins Wirtshaus gegangen, sogar im Winter haben wir teures Obst gekauft. Die anderen haben für ihre Kinder nicht so viel getan. Und dennoch hat es uns getroffen.«

Schließlich ist Zorn auch auf das kranke Kind verständlich. »Warum hat er uns das angetan?« »Gerade jetzt wird sie krank, wir wollten doch diese große Reise machen.« »Sie hat uns immer schon Sorgen gemacht, und jetzt das!« Verständliche Gedanken, kaum ausgesprochen, schießen durch den Kopf und werden schnell mit unnötigen Schuldgefühlen zurückgedrängt.

Suche nach der Ursache der Erkrankung und Schuldgefühle:

»Warum, wieso, woher kommt das? Von wo ist das? Ich frage mich ununterbrochen, ob ich nicht etwas übersehen habe.« Eine Mutter meinte, der Zigarettenstummel, den der Großvater aus Versehen auf die Füße des Kindes fallen ließ, sei die Ursache der Leukämie ihres kleinen Buben. Eine Mutter quälte sich mit dem Gedanken, daß ein wärmerer Wintermantel die böse Erkrankung vielleicht verhindert hätte. Eine andere Mutter sagte zwei Jahre nach der Mitteilung der Diagnose: »Es ist mir ja so unangenehm, ich weiß selbst, daß die Leukämie nicht davon kommen kann. Aber es fällt mir immer wieder ein, und ich muß Sie jetzt endlich einmal fragen: Glauben Sie, daß es möglich ist, daß er krank wurde, weil ich ihn kürzer gestillt habe als seinen großen Bruder?«

Verhandeln; Zweifeln an der Richtigkeit der Diagnose und der Behandlung:

Alle Ihre Ängste sind verständlich. Sie sollen und dürfen sie mit dem behandelnden Arzt besprechen. Sicher gibt es keinen Kinderarzt, der Kinder mit einer Leukämie oder einem bösartigen Tumor behandelt und nicht bereit wäre, auf Ihren Wunsch auch einen Professor aus Übersee »einzufliegen« oder auch noch andere Spezialisten zu befragen. Unsere Kontakte mit anderen Tumorspezialisten, auch aus Übersee, sind für uns ohnedies selbstverständlich, da wir Ihre Kinder ja nach dem neuesten Stand des Wissens behandeln müssen.

Zustimmung, Hoffnung, Vertrauen:

Ihrem Kind geht es schon besser. Sie kennen bereits die Nebenwirkungen der Behandlung, aber Sie sehen auch die positive Wirkung. Ihr Kind spielt wieder, läuft auf der Station herum, geht in die Klinikschule, hat in der Klinik Spielgefährten, auch neue Freunde. Sie selbst haben in der Zwischenzeit Kontakt mit Eltern anderer Kinder aufgenommen und haben das eine oder andere Kind, das seine Diagnose um Monate oder Jahre überlebt hat, kennengelernt. Sie können wieder hoffen, und »nur die Hoffnung kann die Kraft zum Kampf gegen die Krankheit geben«, wie ein Vater sagte.

Auch Ärzte machen Fehler

»Ja, aber...«, wird jetzt so mancher von Ihnen sagen, »bei uns war es ganz anders«: »Der Arzt hat uns keine oder zu wenig Information gegeben«, »Wir haben uns nicht ausgekannt, da waren zu viele Fachausdrücke drin«, »Die Ärzte haben einander widersprochen«, »Man ließ uns keine Hoffnung mehr«. Ja, all das kommt vor, wie wir aus Berichten von Eltern wissen. »Hinter jedem weißen Mantel steht ein Mensch«, sagte eine Mutter, und sie hat recht. Wir Ärzte wissen, daß wir auch Fehler machen und Sie dadurch in zusätzliche Schwierigkeiten bringen können. Das beste wäre, Sie machten uns darauf aufmerksam. Unterbrechen Sie uns doch, wenn wir unverständlich werden. Wir verwenden viele Fachausdrücke, und oft können wir sie als solche gar nicht mehr erkennen.

Information durch Zeitungen und »Wunderheiler«

Erst nach der Erkrankung Ihres Kindes werden Sie die vielen Artikel in den Illustrierten sehen, die dem Krebs gewidmet sind. Da gibt es rührende Geschichten, die von Kindern erzählen, die sechs Wochen nach der Diagnose Leukämie »geheilt« entlassen werden. Dazu das Foto eines strahlenden Kindes, das zwischen seinen Eltern nach Hause geht. Das Kind ist nicht »geheilt«, es ist in Remission (klinisch frei von Leukämie) und wird auch in jenem Krankenhaus, von dem es entlassen wurde, noch zwei bis drei Jahre behandelt werden. Es kann sich also nur um ein Mißverständnis vermutlich der Journalisten handeln. Andere Artikel berichten über wunderbare Heilungen von Menschen, die aufgegeben waren. Diese Heilungen werden so dargestellt, daß selbst dem Erfahrenen die Tränen kommen. Wir haben einmal auf drängende Bitte der Eltern an einer solchen Behandlungsstelle angerufen und wurden eher unfreundlich behandelt. »Das ist der 150. Anruf..., natürlich stimmt das nicht in dieser Form. Das wissen Sie doch selbst.« Die Heilung eines Krebskranken mit Tee und Kräutern ist unverständlich. Drängen Mediziner auf Einzelheiten der Diagnose, stellt sich zumeist heraus, daß die Diagnose nie bewiesen war. Schulmediziner machen Überlebenskurven, Kurven, aus denen ersichtlich ist, wie viele von wie vielen Patienten nach 2, 3, 5 bzw. 10 Jahren noch am Leben sind und vergleichen die verschiedenen Formen der Behandlung, die zu diesem Überleben führen. Solche Kurven oder auch nur Zahlen von Patienten mit gleichen Krankheiten haben uns Homöopathen und Menschen, die Patienten mit »Krebs« mit Kräutern und Tees behandeln, noch nie gezeigt.

Bitte bringen Sie uns einschlägige Artikel und erzählen Sie uns von entsprechenden Ratschlägen. Wir verstehen, daß Sie jede Möglichkeit ausschöpfen und nichts unversucht lassen wollen, um Ihrem Kind zu helfen. Dies ist auch unser Ziel.

Das Kind und die Krankheit

Das gesunde Kind und seine Beziehung zu den Eltern

Das gesunde Kind erfährt vor allem durch die Eltern Schutz und Geborgenheit. »Das Märchen der Kindheit« nennt der Universitätsprofessor und Schriftsteller JACQUES LUSSEYRAN das erste Kapitel seiner Autobiographie »Das wiedergefundene Licht«. Er erzählt dort: »Der kleine Junge von damals dachte nicht über seine Eltern nach. Er hatte es nicht nötig, über sie nachzudenken. Seine Eltern liebten ihn, und er liebte sie. Das war ein Geschenk des Himmels. Meine Eltern – das war Schutz, Vertrauen, Wärme. Wenn ich an meine Kindheit denke, spüre ich noch heute das Gefühl der Wärme über mir, hinter mir und um mich...« »Meine Eltern trugen mich auf Händen, und das ist wohl der Grund, weshalb ich in meiner ganzen Kindheit niemals den Boden berührte. Ich konnte weggehen, konnte zurückkommen, die Dinge hatten kein Gewicht und hafteten nicht an mir...« »Ich lief unaufhörlich, meine ganze Kindheit war ein einziges Laufen. Ich lief nicht etwa, um etwas zu erlangen (das ist eine Vorstellung, der Erwachsenen, nicht die eines Kindes), ich lief, um all den sichtbaren – und doch unsichtbaren – Dingen entgegenzugehen. Wie in einem Staffellauf bewegte ich mich vorwärts, von Vertrauen zu Vertrauen. Gewiß hatte ich – wie alle Kinder – meine Nöte und Kümmernisse. Doch ich muß gestehen: An sie erinnere ich mich nicht mehr. Gewalttat, Lächerlichkeit, Verdächtigung, Ungewißheit, all dies habe ich erst später kennengelernt. Aber keinen dieser Begriffe kann ich in den ersten Jahren meines Lebens unterbringen. Ich war überzeugt, daß nichts mir Feind war, daß die Äste, an die ich mich hängte, mich aushalten würden, daß die Pfade, und selbst die verschlungenen, mich an einen Platz führen würden, wo ich keine Angst zu haben brauchte, und daß alle Wege mich zurück zu meiner Familie bringen würden.«

Das kranke Kind und seine Beziehung zu den Eltern

Aus den Freuden der Kindheit wird das Kind mit dem Beginn der Erkrankung herausgerissen. Es erfährt, daß die Eltern sich zwar mit aller Kraft um die Linderung der Schmerzen bemühen, aber auch, daß sie plötzlich hilflos sind: Das kranke Bein kann trotz aller Salben kaum mehr bewegt werden. Die lästigen Doppelbilder verschwinden nicht. Obwohl die Mutter die Lieblingsspeise gekocht hat, muß das Kind erbrechen. Die Atembeschwerden werden trotz des guten Hustensaftes nicht weniger. Die ratlosen Eltern bringen das Kind aus der schützenden Familie hinaus ins Krankenhaus. Sie wissen, daß jetzt Untersuchungen und medizinische Behandlung notwendig sind. Die Trennung vom Kind wird dabei, wenn auch unter Tränen, in Kauf genommen. Zunächst ist die Sicherung der Gesundheit wichtiger als das Heimweh. Schwestern und Ärzte sind jetzt für das körperliche Wohl des Kindes verantwortlich. Den Eltern aber ist das Krankenhaus mit seinen Gesetzen fremd. Wie schwer ist es da für Vater und Mutter, dem Kind auch in dieser Situation noch Geborgenheit zu vermitteln!

Reaktionen kranker Kinder auf die Trennung von den Eltern

Oft muß die Einweisung ins Krankenhaus so schnell und überraschend erfolgen, daß kaum Zeit bleibt, den kleinen Patienten vorzubereiten.

Das Verhalten eines Fünfjährigen nach völlig unvorhergesehener Aufnahme ins Krankenhaus:

Bei dem fünfjährigen Alexander wurde die bösartige Erkrankung im Rahmen einer Routineuntersuchung entdeckt. Die Großmutter wollte im Anschluß an die Untersuchung mit ihm einen Stadtbummel machen. Das Kind war, wie es im Aufnahmebericht heißt, bis zu diesem Tag »zutraulich, lustig und munter«. Bei der Aufnahme aber wurde er sehr zornig, er sah nicht ein, warum er im Krankenhaus bleiben mußte; er hatte sich ja nicht einmal krank gefühlt. Jetzt soll er in einem fremden Bett schlafen, bei Kindern, die er nicht kennt, sich von fremden Frauen, den Schwestern, wiegen und messen lassen und essen, was ihm nicht schmeckt. Er spürt den Schmerz der vielleicht ersten Blutabnahme. Da mag er nicht bleiben! Daß die Großmutter nur will, daß er gesund wird, kann er nicht einsehen. Er fühlt sich im Stich gelassen und wehrt sich. Die Großmutter berichtet: »Der Xandi hat wie wahnsinnig gebrüllt, als er in der Klinik bleiben mußte. Ich durfte ihn selbst waschen, aber er ist aus der Badewanne herausgesprungen, hat sich die Mütze aufgesetzt und ist naß und nackt auf den Gang gelaufen. So war er eingestellt: Um alles in der Welt weg aus dem Spital! Das Allerschlechteste ist, wenn man ein Kind nicht vorbereiten kann. Die Aufnahme ins Krankenhaus war ein Schock für ihn. Er hat mit niemandem gesprochen, selbst mit mir nicht, obwohl er bei mir aufgewachsen ist. Er war böse auf mich, weil ich diejenige war, die ihn abgeliefert hat. Er hat zwar auf mich gewartet, aber wenn ich kam, hat er sich umgedreht und kein Wort geredet. Essen war ihm ein Greuel. Er hat aus Protest nicht gegessen, aus Protest nicht gesagt, was ihm schmeckt. Als ich ihm sagte, daß er ja auch in der Klinik spielen könne, meinte er: ›Ich will hier nicht spielen, ich will nur zu Hause spielen.‹ In der ersten Zeit war alles falsch, was ich ihm gesagt habe. Die Kinder glauben, sie sind im Gefängnis, oder aber man will sie nicht.«

Reaktionen einer zwei Jahre alten Patientin:

Je kleiner ein Kind ist, um so weniger kann es begreifen, daß die Trennung von den Eltern nötig ist. Es kann weder aus dem Krankenhaus fortlaufen, noch den Eltern sagen, daß es auf sie böse ist; es begreift ja nicht, was mit und in ihm vorgeht. Die Mutter der knapp 2jährigen Manuela berichtet: »Ich wußte selbst vorher nicht, daß sie in der Klinik bleiben muß. Alles war fremd für sie, sie hat aber nichts gesagt, sondern nur geschaut. Seit sie im Krankenhaus ist, hat sich ihr Verhalten geändert. Sie kann nicht ertragen, daß man ihr einen Wunsch nicht erfüllt. Wenn ich ihr etwas nicht gebe, z. B. das Fieberthermometer, schreit sie und heult und gibt mir gleich eine Ohrfeige. Ich weiß nicht, was ich dann machen soll, ich kann sie in solchen Situationen kaum beruhigen. Meist lasse ich sie einfach eine Weile in Frieden. Ich frage mich oft, ob ihr Verhalten mit der Krankheit zusammenhängt. Ich überlege mir, was in so einem kleinen Kind vorgeht. Warum ist sie so zornig und tritt mit den Füßen? Ich finde keine Antwort. Ich kann ja nichts dafür, daß sie hier im Krankenhaus ist, aber vielleicht ist sie böse, weil ich immer wieder fortgehe und sie nicht mitnehme. Ich habe ihr nie gesagt, daß ich nach Hause gehe, weil sie dann weint wie jedes andere Kind. Statt dessen habe ich immer versucht, ihr eine Beschäftigung zu geben, um sie von mir abzulenken. Wenn mir das nicht gelungen ist, hat sie mir nachgeschaut, ohne daß ihr die Tränen gekommen sind. Ich weiß nicht, was sie denkt und was sie fühlt. Glaubt sie, ich will sie nicht mitnehmen? Ist sie deshalb dann bei meinem nächsten Besuch so aggressiv? Ich habe ihr schon so oft gesagt, daß ich sie lieb habe, auch wenn ich immer wieder von ihr fortgehen muß. Trotzdem will sie manchmal, von einer Sekunde auf die andere, nichts mehr von mir wissen. Plötzlich sagte sie: »Geh«. Ich habe das nie gemacht, weil es mir hinterher leid täte. Aber sie stellt mich immer wieder auf die Probe. Ich kann es mir nur so erklären: Es ist nicht angenehm, krank zu sein – die vielen Infusionen, die vielen fremden Leute. Sie fängt jetzt an, manches zu begreifen, aber daß sie krank ist, versteht sie eben nicht!«

Eine fünf Jahre alte Patientin begreift, daß sie krank ist, weil sie die Veränderung ihres Körpers sehen kann.

Die Notwendigkeit der Trennung von zu Hause ist leichter zu verstehen, wenn das Kind sehen kann, daß etwas im Körper vorgeht, das nicht in Ordnung ist. Die Mutter der kleinen Ulrike berichtet: »Sie hat ja selbst gemerkt, daß ihr Bauch dick ist; die Lederhose ist so komisch weggestanden, das ist ihr aufgefallen. Ich habe ihr erklärt, daß die Geschwulst immer weiter wachsen wird, daß die anderen Organe keinen Platz mehr haben werden und daß sie behandelt werden muß. Das hat sie ganz gut verstanden. Trotzdem hat sie am Anfang sehr gelitten, sehr Heimweh gehabt. Sie hat sich gefürchtet und geweint. Da geht es einem selbst noch leichter, wenn man das Kind im Arm hat und trösten kann. Sie hat alles unter Protest geschehen lassen. Auf der anderen Seite wollte sie, daß man ihr die Erkrankung und die Therapie sehr genau erklärt. Sie hat ja selbst gesehen, daß ihr Bauch immer größer wurde, daß da etwas ist, was nicht zu ihr gehört. Wenn ein Kind eine Leukämie hat, ist das wahrscheinlich viel schwerer. Die Uli hat den Kugelbauch gesehen, der Fremdkörper war für sie böse. Kinder vergessen schnell, Uli war ja noch nicht ganz fünf Jahre alt.«

Beißen und Kratzen sowie Essensverweigerung sind weitere Möglichkeiten kleiner Kinder, auf die Aufnahme ins Krankenhaus zu reagieren. Es ist für Eltern schwer zu verstehen, daß der Krankenhausaufenthalt, die fremde Umgebung, die schmerzhaften Prozeduren und die Behandlung Ursachen einer Verhaltensänderung des Kindes sind und daß das Kind in seiner scheinbaren Ablehnung der Eltern deren Hilfe ganz besonders braucht. Die Krankheit zwingt das Kind häufig, gerade eben erlernte Fähigkeiten, auf die es stolz ist (laufen, selbst essen, allein zur Toilette gehen), wieder aufzugeben. Es protestiert nicht gegen die Eltern, sondern gegen die Krankheit, die klein, abhängig und hilflos macht. Das kranke Kind fragt so, wie die Eltern, nach der Ursache der Erkrankung und glaubt, mit ihr für Ungehorsam bestraft worden zu sein. Dieses Ausmaß an vermeintlicher Bestrafung fordert verständlicherweise massiven Widerstand heraus.

Natürlich reagieren nicht alle Kinder mit Zorn und dem Wunsch aus dem Krankenhaus fortzulaufen. Es gibt kleine Patienten, die sich widerspruchslos fügen und Eltern und Betreuern das Leben zunächst leicht machen. Aber auch sie und gerade sie brauchen unsere Hilfe und Zuwendung, da sie sich nicht einmal durch ihren Zorn Luft machen können.

Die Bedeutung des Besuchs der Eltern für das kranke Kind

Gespräche mit Eltern und Kindern haben uns gezeigt, daß der regelmäßige Besuch der Eltern oder auch ihre Mitaufnahme die entscheidende Hilfe für die kleinen Patienten ist. Durch die Nähe der Eltern ist auch in einer fremden Umgebung Geborgenheit, Schutz und Wärme erfahrbar. Aber nicht nur kleine Patienten brauchen die Gewißheit, daß Vater und Mutter nach Möglichkeit täglich kommen, auch von unseren älteren Kindern wissen wir, daß sie der Besuch der Eltern immer wieder entscheidend gestärkt hat. So berichtet die bei Beginn der Erkrankung zwölfjährige Waltraud: »Wenn es mir seelisch schlecht gegangen ist, bin ich manchmal nur noch im Bett gelegen und habe mich nicht mehr rühren wollen. Wenn dann die Mutter kam und gesagt hat, komm steh auf, wir gehen spazieren oder laß uns etwas Lustiges spielen, war vieles gewonnen.«

Der Vater eines 13jährigen schreibt drei Monate nach dem Tod seines Sohnes: »Wenn man hört, wie oft die Kinder die Schwester fragen: ›Wann kommt meine Mama, mein Papa?‹, kann man allein daraus die Bedeutung des Angehörigenbesuches erahnen. Nur der Besuch bietet den Eltern die Möglichkeit, bei der Lösung der Probleme mitzuhelfen, die durch die Krankheit des Kindes auftreten. Nur so können sie Kontakt mit Ärzten, Schwestern und den Mitpatienten aufnehmen. Der wirklich wertvolle Besuch kann aber nur von *einem* Angehörigen zur Zeit durchgeführt werden. Dieser sollte mit dem Kind auch wirklich vertraut sein. Das kranke Kind ist nicht in der Lage, sich mit mehreren Menschen gleichzeitig zu befassen. Man muß sich immer vor Augen halten, wie sehr sich das kranke Kind nach einem anregenden Besuch sehnt und wie enttäuschend ein Gespräch mehrerer Erwachsener über das Kind hinweg sein muß: Wieder ist es ganz mit sich allein gelassen! So hart es auch klingt, der Besuch von Menschen, die mit dem kranken Kind weniger vertraut sind und wenig mit Kindern umgehen können, bringt außer etwas Abwechslung meist keinen nennenswerten Gewinn, aber viele Gefahren. Auf jeden Fall sollte man klar mit den Besuchern abstimmen, was sie am Krankenbett sagen dürfen und was nicht. Wir haben etliche Male große Ängste ausgestanden, als fremde Besucher bei uns im Krankenzimmer haarsträubende Geschichten vom Ableben irgendwelcher Kinder auftischten.«

Die Bedeutung des Besuches, gerade der Eltern, betont auch die Mutter des fünfjährigen Markus: »Ich bin froh, daß ich den ganzen Tag im Krankenhaus sein kann. Ich bin eine Art seelische Stütze für das Kind. Es genügt ihm, wenn er die Augen aufmacht und mich oder meinen Mann neben dem Bett sitzen sieht. Wenn die Krankheit gut ausgeht, haben wir ihm seelisch geholfen, daß er schneller gesund wurde. Geht sie schlecht aus, denk ich, er fühlt, daß er nicht alleine ist. Er hat das Gefühl, Mama und Papa sind bei mir. Wir wechseln einander ab, wenn mein Mann Spätschicht hat, kommt er in der Früh.«

Die gleiche Erfahrung machte die Mutter der achtjährigen Eva: »Ich war den ganzen Tag bei ihr. Sie hat kein Alleinsein gespürt. Weil die Eva so tapfer war, war ich es auch. Wenn ich zu ihr ins Krankenhaus gegangen bin, hätt' ich pfeifen können und lachen, wenn ich heimgegangen bin, habe ich die Augengläser aufgesetzt und geweint. Das beste war, daß ich in der Krankenhausküche kochen durfte und den ganzen Tag bei der Eva sein konnte.«

Hilfe für Eltern, die ihr Kind nicht täglich besuchen können

Vielen Eltern ist der tägliche Besuch wegen zu großer Entfernung zur Klinik, beruflicher Verpflichtungen und auch weil zu Hause noch Geschwister leben, die ebenfalls versorgt werden müssen, nicht möglich. Und Eltern und Kinder leiden darunter. Hier liegt eine wesentliche Aufgabe der Klinik: In noch stärkerem Maße müssen Ärzte und Schwestern »Freunde der Kinder« sein (Formulierung einer jetzt 16jährigen Patientin). Aber auch Angehörige anderer Kinder und Mitpatienten sollten dazu angeregt werden, die Mitbetreuung dieser Kinder zu übernehmen. Grundsätzlich kann jeder helfen, diesen Kindern den Krankenhausaufenthalt zu erleichtern: Die kleine Elke, deren Eltern 200 km von der Klinik entfernt wohnten, fand im Portier der Klinik einen Betreuer, der sie liebte. Die kleine Maria schloß sich einer Stationsgehilfin an, die sie auch nach ihrer Pensionierung täglich besuchen kam. Für die Eltern ist es jedoch nicht immer leicht zu verkraften, daß sich ihr Kind in ihrer Abwesenheit fremden Personen zugewendet hat. Mit Tränen in den Augen mußte eine Mutter zusehen, wie sich ihr Kind von der Schwester füttern ließ, aber bei ihr selbst die mitgebrachten Lieblingsspeisen verweigerte. Verständlich ist aber, daß sich gerade die kleinen Patienten, deren Eltern nur am Wochenende oder abends zu Besuch kommen können, Begleiter wählen, die regelmäßig da sind und so Schutz in einer Umgebung vermitteln, die sich täglich ändert. Im Ablauf der Therapie ist zumindest für das Kind keine Gesetzmäßigkeit zu erkennen. Der Schichtdienst der Schwestern und Ärzte zwingt immer wieder zur Umstellung auf neue Bezugspersonen und deren Stimmungen.

Die Bedeutung regelmäßiger Zuwendung für das kranke Kind

Wie sehr das Kind die regelmäßige Wiederkehr guter, schützender Bezugspersonen braucht, hat uns die Großmutter Xandis gezeigt: »Das Wichtigste ist, daß man regelmäßig und pünktlich kommt! Die Kinder haben die Uhr im Bauch oder sonstwo, ich weiß es nicht. Wenn man sagt, man kommt um zwei, muß man um zwei kommen. Ich war die Oma der Kinder. Die Kleinen saßen bei mir auf dem Schoß, es gab immer eine große Runde. Wir haben Karten gespielt; da können die Kleinen, die keinen Besuch haben, auch mitmachen. Es hat mir furchtbar leid getan, wenn ein Kind keinen Besuch hatte und nicht aufstehen konnte. Ich habe vorgelesen, am liebsten etwas ganz Lustiges. Ich habe Witze aus der Zeitung ausgeschnitten, die Kinder haben Freude daran gehabt.« In gleicher Weise haben viele unserer Eltern die Mitbetreuung anderer Kinder übernommen. Eine Mutter musizierte immer wieder in dem Vierbettzimmer, in dem ihre Tochter lag. Der Reihe nach durfte sich jedes Kind ein Lied aussuchen, das sie dann mit ihrer Gitarre begleitete.

Die Beschäftigung des Kindes im Krankenhaus – Eltern machen Vorschläge

Neben der Trennung von den Eltern und der Erfahrung des Schmerzes bedeutet die Aufnahme ins Krankenhaus auch Freiheitsentzug und Langeweile. Der 13jährige Georg hat dies so formuliert: »Die Stunden dehnen sich; ich habe furchtbare Sehnsucht gehabt nach Natur, Prater (Vergnügungspark in Wien), Regen, Schnee und Leben. Ich habe mir immer gewünscht, auf einer Wiese liegen zu können.« Sein Vater fordert deshalb: »Man muß jeden Tag darüber nachdenken, wie man einem Menschen, der vielleicht nur ein Zehntel seiner normalen Lebensspanne erleben darf, Glück und Liebe vermitteln kann. Viele kleine Stückchen Glück bedeuten ein bißchen mehr Lebensqualität, auch unter schwierigen Umständen.«

Es ist nur verständlich, daß Eltern, die die Diagnose kaum verkraften können, Mühe haben, ihren Kindern das Leben abwechslungsreich zu gestalten. Vielleicht können ihnen die Berichte unserer Eltern helfen. Natürlich braucht jedes Kind auch in dieser Hinsicht seine spezielle Therapie.

Der Vater des 13jährigen Georg berichtet: »Alles, was ein Kind braucht, um die Zeit des Alleinseins sinnvoll auszufüllen, muß man mitbringen. Alles muß in der Größe und im Volumen angepaßt sein. Im wesentlichen geht es um Bastelmaterial, Spiele, Bücher, Filme und Kassetten. Sehr beliebt sind alle Arten von Zaubertricks, soweit sie in der Klinik verwendbar sind (natürlich keine Stinkbomben, Knaller, Räucherwerk und Raketen). Aber auch viele kleine Gewinne, wie sie in Papier- und Spielwarengeschäften zu erhalten sind, brachten kurzzeitig etwas Spaß in den Klinikalltag. Immer sollte man versuchen, originelle Mitbringsel zu erjagen. Ein negatives Beispiel gaben uns Angehörige, die dem Kind jeden Tag im Winter frische Erdbeeren brachten, die viel Geld kosteten. Das Kind war traurig, weil es die Früchte nicht mochte; es verschenkte sie.«

Der Vater eines acht Jahre alten Knaben: »Es sollten dem Kind leicht zu verkraftende Dinge erzählt werden. Auf alle Fälle muß man vermeiden, das Kind zu bedrängen, daß es erzählt, welche Untersuchungen mit ihm gemacht wurden. Das Kind erzählt genau zum richtigen Zeitpunkt von selbst, was es für notwendig findet. Die Eltern sollen besonders darauf achten, dem Kind durch ihr Verhalten die Sicherheit zu geben, daß es trotz seiner Krankheit geliebt ist. Eltern von schwerstkranken Kindern müssen sich ihrer Stellung zum Kind besonders bewußt werden und versuchen, Empfindlichkeit auszuschalten. Sie sollten das Kind gewähren lassen, wenn es das Bedürfnis hat, in ihrer Gegenwart zu schlafen. Beschäftigt sich das Kind, ohne den Besucher mit einzubeziehen, sollte man dies eher lobend hervorheben, um das Selbstbewußtsein des Kindes und die Initiative, seine Zeit selbst zu gestalten, zu stärken.«

Die Mutter eines 1½jährigen: »Bei meinem ganz kleinen Zwerg haben sich Dinge bewährt, die man am Bett aufhängen kann. Nach einer Operation, wenn man noch auf dem Rücken liegen muß und gar nichts mit sich anzufangen weiß, ist das manchmal etwas sehr Unterhaltsames. Manchmal machen ja Kinder, wenn sie schwer krank sind, den größten Schritt in ihrer Entwicklung: Unser Bub konnte plötzlich mit einer Hand Ringe auf einen Stock fädeln.«

Die Mutter einer Vierjährigen: »Ich bringe jeden Tag eine Blume mit und erzähle eine Geschichte dazu.«

Die Mutter einer Achtjährigen: »Mir ist einmal etwas Besonderes eingefallen: Ich habe ihr ein weißes T-Shirt mit einer Wäschefarbe mitgebracht. Alle Ärzte und Schwestern haben etwas daraufgeschrieben, das war wirklich das größte Theater. Wenn heute ein Fremder kommt, muß er immer das T-Shirt anschauen und die gemalten Spritzen vorn und hinten bewundern. Das ist die größte Freude für mein Kind.«

Ein Beschäftigungsplan für den Tag im Krankenhaus

Vorschlag von Eltern: Um ihrem *13jährigen* Georg das Leben im Krankenhaus besonders abwechslungsreich zu gestalten, haben seine Eltern einen detaillierten Plan ausgearbeitet. Sicher ist er auf die Interessen dieses Kindes zugeschnitten, wir glauben aber, daß er auch Eltern anderer Kinder Anregung geben könnte. Die Eltern Georgs schreiben:

»Ebenso wie der Tag zu Hause einen bestimmten Ablauf hat, sollte auch der Krankenhaustag einen ausgefüllten und differenzierten Ablauf haben. Häufig hat sich uns folgendes Programm bewährt: Am Anfang etwas Arbeit, am besten schulische. Hierbei wollen die Kinder meistens nicht mittun, weil es eben nach Arbeit riecht. Man muß Tricks anwenden, zum Beispiel mit einem Quiz beginnen, Wetten abschließen oder kleine Wettkämpfe veranstalten: Wer hat zuerst fünf Rechnungen fertig, wer kann schneller zehn Vokabeln auswendig? Kinder sind fast immer durch Wettbewerbe zu motivieren. Manchmal helfen auch Belohnungen: Wenn wir zusammen noch dies oder jenes machen und lernen, bekommst du ein kleines Geschenk, das vorher nicht verraten wird. Die Neugier ist ein enormer Ansporn, nicht nur bei Kindern. Nur so viel wird gelernt, wie es der körperliche Zustand des Kindes erlaubt. Bewältigte Arbeit gibt starken seelischen Auftrieb!

Nach der Arbeit wird etwas gebastelt: z.B. ein Leuchtturm mit einem Blinklicht, Autos, Puppenkleider, eine Sonnenuhr, ein kleiner Kompaß, ganze Welten aus Papier. – Vielleicht gibt es doch irgendwann einmal einen Bastelraum für kranke Kinder! – Nach dem Basteln kann man etwas Sport treiben. Es gibt viele ganz einfache Geräte, die auch im Bett verwendet werden können. (›Gestern konntest du nur einmal die Feder spannen, heute bereits dreimal‹, das gibt Auftrieb.)

Nach den geistigen, handwerklichen und körperlichen Anstrengungen kommt endlich das Spielen. Es soll nicht zu oft dasselbe gespielt werden, es sei denn, das Kind wünscht es. Bei Gesellschaftsspielen finden sich meistens Mitpatienten und andere Eltern, um die Runde zu vervollständigen. Sehr beliebt sind kleine Gewinne (Papierblumen, Feuerräder, Miniautos, Früchte). Am Schluß müssen alle Kinder gleich viele Preise haben; das kann man mit zweiten und dritten Preisen sowie Trostpreisen steuern, sonst ist ein krankes Kind traurig, und das darf nicht der Fall sein. Wir haben sackweise kleine Preise in die Klinik geschleppt und manche lustige Stunde erreichen können.

Der nächste Programmpunkt ist das Gespräch: Auch hier muß man Themen vorbereitet haben. Durch das gelungene, vorhergegangene Programm ist das Kind so aufgelockert, daß man über vieles sprechen kann: Neuigkeiten in der Familie oder in der Welt, Sportsensationen, Pläne nach der Entlassung, die Krankheit. Kinder interessieren sich für fast alles, wenn man es nur spannend erzählt. Anschließend ein bißchen Fernsehen oder die Vorführung von geliehenen Filmen. Wir kurbelten manchmal bis zu zwei Stunden humorvolle Filme auf ein mit Klebestreifen befestigtes Stück Leinwand, und alle Kinder hatten sehr viel Spaß an den mitgebrachten Streifen.

Wenn man das Besuchsprogramm aufstellt, sollte man das Vorlesen an das Ende des Besuchstages setzen. Gefragt sind bei kleinen Patienten immer wieder Geschichten von Zwergen, Mäusen, Insekten und lustigem Federvieh, die die kindliche Phantasie sehr anregen und ganze Waldränder voller Leben vor den staunenden Ohren entstehen lassen. Vor der Verabschiedung muß noch ein besonders wichtiger Punkt besprochen werden: Das Kind muß wissen, was es am nächsten Tag während der Zeit des Alleinseins machen soll. Es muß ein festes Programm bekommen. Man muß dem Kind klar machen, wie wichtig es ist, bis zum Beginn des nächsten Besuches eine Arbeit abzuschließen oder doch zumindest bis zu einem gewissen Punkt fortzuführen. Diese Arbeiten, die das Kind während der Zeit des Alleinseins ausführen kann, sollen leicht, unkompliziert und anregend sein.

Meist ist es so, daß das Kind nach einem gelungenen Besuch einigermaßen frohen Mutes und vor allem müde zurückgelassen wird und nach nicht allzu langer Zeit einschläft. Der Besucher allerdings muß sich Rechenschaft darüber ablegen, welche Punkte des Programmes gelungen waren und welche nicht. Wie weit gelang es, das kranke Kind anzuregen, zuversichtlich zu stimmen, ihm Selbstvertrauen, Ruhe und Erfolgserlebnis zu vermitteln? Fehler müssen erkannt werden, um sie künftig zu vermeiden.

Sicherlich sind die Probleme für jedes Kind und für jedes Alter verschieden, und man kann nur einen kleinen Problemkreis aufzeigen, der zu weiterem Nachdenken führen muß. Jeder Mensch war einmal ein krankes Kind, und man muß die damalige Misere wieder ganz systematisch ins Bewußtsein zurückholen, um mit dieser Erfahrung und einer wirklich tiefen Einfühlung in die Situation des kranken Kindes zumindest ein paar seiner Probleme zu erkennen.«

Wie erkläre ich meinem Kind die Behandlung und ihre Folgen?

Neben der praktischen Gestaltung des Krankenhausaufenthaltes stehen die Eltern auch vor der Notwendigkeit, ihrem Kind erklären zu müssen, warum die Behandlung nötig ist: Warum die vielen Stiche und Infusionen? Warum soll es trinken, wenn es doch gar keinen Durst verspürt? Warum essen, wenn es nicht mag?

Das Kind leidet nicht nur unter der Krankheit, sondern auch unter den Einschränkungen und Behandlungsfolgen, die man ihm zumutet. Es kann sich nicht vorstellen, daß die Behandlung mit Zytostatika gesund macht, wenn doch dabei Erbrechen und Haarausfall aufgetreten sind. Zumindest ältere Kinder wollen Erklärungen, während die Kleinen nur immer wieder fragen: »Wann komme ich nach Hause, wann bin ich gesund?«

Den Wunsch nach Information hat Waltraud folgendermaßen begründet: »Ich muß doch wissen, gegen was ich ankämpfen soll und wie ich meine Kräfte einsetzen muß.« Von ihr haben wir gelernt, wie gelungene Information Reserven mobilisieren kann. Sechs Monate nach Beginn der Erkrankung – Operation und Aufenthalt auf der Intensivstation waren überstanden – haben die Eltern der damals *13jährigen* die Wahrheit gesagt. Der Vater berichtet: »Ich habe Waltraud erst die Wahrheit gesagt, als sie bereits aus der Klinik entlassen war und auch da nur, weil ich das Gefühl hatte, sie ahnt etwas. Für uns ist jetzt alles viel leichter, weil wir frei über die Krankheit reden können. Wir konnten ihr erklären, wie wichtig die Behandlung ist. Es ist auch der Druck weggefallen, daß jemand ein unbedachtes Wort fallen läßt. Wir können nun das Wort Krebs wieder in unser Vokabular aufnehmen. Es war lange Zeit verpönt. Ich glaube, die Waltraud hat jetzt wieder viel mehr Vertrauen. Ich habe ihr gesagt, daß sie Krebs hat, aber auch, daß die Krankheit heute heilbar ist. Sie weiß auch, daß die Medikamente hochwirksam sind und schwere Nebenwirkungen möglich sind, man sogar an den Nebenwirkungen eventuell sterben kann. Die Waltraud war froh, darüber sprechen zu können. Sie hat gemeint, man könne auch an anderen Krankheiten sterben. Daran sehe ich, daß auch Kinder sehr wohl alle Möglichkeiten in Betracht ziehen.«

Dieses Beispiel soll nicht den Eindruck erwecken, es sei in jedem Fall gut, die Diagnose mitzuteilen. Vater und Mutter müssen zunächst gemeinsam herausfinden, welche Wahrheit *ihr* Kind verkraften kann.

Von der bei Diagnosestellung *17jährigen* Waltraud K. erzählt die Mutter, sie war froh, daß die Ärzte der Tochter den Namen der Erkrankung nicht mitteilten. Sie glaubt, daß das Mädchen Aufklärung in vollem Umfang kaum verkraftet hätte. Die Mutter berichtet: »Als man ihr gesagt hat, daß sie die Infusionen mehr als ein Jahr lang bekommen wird, hat sie kein Wort geredet. Aber zum ersten Mal seit Beginn der Erkrankung liefen ihr Tränen über das Gesicht. Die Wahrheit ist nicht leicht. Sie hat zu genau gewußt, wie lange die Therapie dauert, und ihr war klar, daß sie nichts daran ändern kann. Ganz froh wird sie wohl erst, wenn alles überstanden ist.«

Es ist besonders schwierig zu spüren, was das Kind braucht und mit ihm zu sprechen, wenn es traurig und interesselos im Bett liegt. Je kleiner die Patienten sind, um so weniger ist mit Worten zu erklären, was geschehen ist. Gelegentlich geben Kinder durch ihr Verhalten auch zu verstehen, daß sie die Krankheit nicht wahrnehmen wollen.

So mag der *8jährige* Xandi seine Narbe am Brustkorb nicht anschauen. Er versteckt sich beim Anziehen im Badezimmer, damit sie niemand sehen und ihn dann in ein Gespräch verwickeln kann. Die *fünfjährige* Uli wollte gleich wissen, was sie hat: »Ich (die Mutter) habe ihr gesagt, daß es eine bösartige Geschwulst ist, die weitermachen wird. Die Strahlen und Medikamente sind so intensiv, daß die bösen Zellen sterben. Daß auch gute Zellen zugrunde gehen, habe ich ihr nicht gesagt. Ich habe ihr aber auch erzählt, daß da überall im Körper noch so kleine böse Zellen versteckt sind und daß deshalb neben der Operation die Spritzen und Infusionen nötig sind.«

Soweit wir wissen, haben die Eltern mit den Kindern unter fünf Jahren kaum über die Erkrankung gesprochen, vor allem auch, weil ihnen keine Fragen gestellt wurden. Daß die Kinder sich keine Gedanken über den Ernst ihrer Erkrankung machen, darf daraus jedoch nicht geschlossen werden. Am wesentlichsten scheint aber, gerade für das kleine Kind, die Gewißheit, daß die Eltern es, was immer auch geschehen wird, nicht alleine lassen werden. Die Hand der Mutter, des Vaters, die übers Haar streicht, tröstet und beschützt, ist oft wichtiger als eine Erklärung.

Regeln für *allgemein* richtiges Verhalten lassen sich gerade in so extrem schwierigen Situationen nicht aufstellen. Eltern und Kind müssen erst langsam herausfinden, welche Fragen und Antworten und welches Verhalten sie einander zumuten können.

Das Kind fühlt sich im Krankenhaus zu Hause

Gelungene Begleitung durch Eltern, Schwestern und Ärzte führt meist dazu, daß das Kind lernt, sich im Krankenhaus zurechtzufinden: Die kleinen Mitpatienten werden zu Spielkameraden, die Schwestern und Ärzte, der Portier und die Stationsgehilfin zu Freunden; die Untersuchungen verlieren an Schrecken. Nur so ist es z. B. möglich, daß der achtjährige Bojan seiner Ärztin, die ihn wegen schlechter Venen zum dritten Mal stechen muß, sagen kann: »Stechen Sie ruhig noch einmal, nur aufregen darf man sich nicht, sonst zittern die Hände.« Auf die roten Flecken hin befragt, die sich bei ihm gelegentlich am Oberkörper finden, meint er: »Man ist halt auch gelegentlich ein bissel nervös.« Mit seinem Bettnachbarn zusammen hat er eine Rangordnung aufgestellt, in der Schwestern und Ärzte nach dem Grad der Beliebtheit ihren Platz haben. Wenn er zu Hause ist, vermißt er die Freunde, mit denen er sich im Krankenhaus so viele Späße ausgedacht hat. Nach den anstrengenden Untersuchungen des kranken Freundes stellt er das Radio leiser, weil dieser jetzt ja keinen Lärm vertragen kann. Zur rechten Zeit fällt ihm ein Witz ein, um den traurigen Bettnachbarn aufzuheitern.

Nach der Entlassung

Jetzt müssen Eltern und Kind erneut lernen, sich zurechtzufinden: Für Wochen oder sogar Monate hatten Ärzte und Schwestern die Verantwortung für die Gesundheit des Kindes übernommen. Mit der Entlassung müssen die Eltern, insbesondere die Mutter, dafür sorgen, daß das Kind ausreichend trinkt und ißt, die Medikamente einnimmt und genügend schläft. Sie müssen ihr Kind vor der neugierigen Umgebung schützen, erste Krankheitssymptome wahrnehmen und einschätzen lernen und mitentscheiden, ob der Schulbesuch zumutbar ist.

Das kranke Kind muß sich vom Leben im Krankenhaus auf das Leben in der Familie mit seinen eigenen Gesetzmäßigkeiten umstellen. Ebenso wie eine Vorbereitung auf die Aufnahme ins Krankenhaus das Zurechtfinden erleichtert, müssen Eltern und Kind auf die Entlassung und das gemeinsame Leben zu Hause vorbereitet werden. Die Erfahrungen, die uns unsere Eltern mitgeteilt haben, könnten dabei helfen.

Das Kind ist zu Hause fremd geworden. Die Mutter des damals *zweijährigen* Genaro berichtet: »Zu Hause hat er weder meinen Mann noch mich angeschaut. Er hat sich mit der Milchflasche unter den Tisch gesetzt und drei Tage nur geweint. Beim Wickeln hat er sich nicht anfassen lassen. Im Krankenhaus aber war er das bravste Kind. Zu Hause durfte ihn nur der große Bruder anfassen, der sich nie im Krankenhaus sehen ließ. Mit ihm hat er sich zu Tisch gesetzt, mit ihm ist er ins Bett gegangen, und wir Eltern haben Tränen vergossen. Ich habe versucht, ihn über das Spiel an mich heranzuziehen: Ich habe die Eisenbahn hinter mir hergezogen und bin auf Knien durch die Wohnung gerutscht. Genaro hat sich über die Eisenbahn für mich, die Mutter, interessiert.

Nach der Entlassung aus dem Spital konnte die *fünfjährige* Uli keine traurigen Filme mehr anschauen: »Sie hat eine Zeitlang über alles geweint, was sie aufgeregt hat. Ich (die Mutter) konnte sie nicht alleine lassen. Sie hat mir am Schürzenzipfel gehangen. Die Angst vor dem Alleinsein, die sie als ganz kleines Kind hatte, kam mit der Krankeit wieder.«

Die achtjährige Eva kann nicht verstehen, daß die Mutter jetzt viel weniger Zeit hat: »Mutti, nimm dir eine Dienstmagd, im Krankenhaus hast du viel mehr Zeit für mich gehabt als jetzt; laß uns wieder ins Spital fahren.«

Von der neunjährigen Petra erzählt die Mutter: »Sie war nach dem Spital schwer auszuhalten. Sie hat geglaubt, sie kann alles durchsetzen, sie kann mit dem Kopf durch die Wand: ›Weil ich krank bin, darf ich ...‹ Sie hat die Krankheit als Druckmittel benutzt.«

Nach einer Zeit des Einlebens zu Hause gewinnen die Kinder unter verständnisvoller Begleitung, vor allem durch die Eltern, die Sicherheit der vertrauten Umgebung zurück. Je länger der Krankenhausaufenthalt war, um so länger wird das Kind brauchen, um sich wieder an das Leben in der Familie zu gewöhnen. Ganz besonders schwer fällt es den kleinen Patienten, sich an die Wohnung, das eigene Bett und an die bereits gemachten Erfahrungen mit Eltern und Geschwistern zu erinnern. Verständlicherweise haben die Geschwister ebenfalls Mühe, das schon im Aussehen veränderte kranke Kind zu akzeptieren. Im Kapitel über die Probleme der Geschwister wird darauf besonders eingegangen. Je mehr die Eltern verstehen können, daß das Kind auch nach der Entlassung Trost, Rat und Hilfe braucht und sie ihnen unbekannte Reaktionsweisen gelassen hinnehmen, um so leichter kann sich vor allem das kleine Kind in der kaum mehr vertrauten Umgebung zurechtfinden.

Viele »unserer« Eltern hatten besonders in der ersten Zeit nach dem Krankenhausaufenthalt Angst, ihr Kind zu verwöhnen und es in seinem Wunsch nach Freiheit und Selbständigkeit einzuschränken. Nach der langen Zeit des Eingesperrtseins muß sich das Kind auch austoben. Es will alle Unternehmungen nachholen, die es in den vergangenen Wochen versäumt hat: Auf Bäume klettern, »wie ein Wilder Fahrrad fahren«, »der Erste beim Wettrennen sein«, »vom 5-m-Brett ins Wasser springen«, »im Prater Riesenrad fahren«. Der kleine Xandi kam zweimal mit gebrochenen Beinen vom Skifahren zurück, einmal mußte er deswegen mit Liegegips aufgenommen werden. Uns allen ist noch in Erinnerung, wie die 19jährige Waltraud nach einem Motorradunfall zusammen mit ihrem Freund in die Ambulanz kam. Die Blutergüsse schmerzten sie beim Liegen, aber der Ausflug hatte ihr großen Spaß gemacht. Ihrer Mutter ist es kaum leicht gefallen, sie bald nach diesem Unfall nach Italien reisen zu lassen und ihr Bedürfnis nach Fürsorge zurückzustellen.

Die Förderung des Kindes gerade nach der Entlassung aus dem Krankenhaus besteht, wie die Mutter der kleinen Uli beschrieben hat, »im Ringen darum, daß das Kind sein eigenes Leben leben muß. Eltern können dabei nur mithelfen.«

Medizinische Betreuung des Kindes zu Hause

Von dem fünfjährigen Xandi wissen wir, daß es bei ihm hinsichtlich der Medikamenteneinnahme keine Probleme gibt. »Er war der beste Schlukker, den man sich vorstellen kann. Er hätte zwanzig Tabletten auf einmal nehmen können: ›Gib alle her, ich will es hinter mir haben!‹ Er negiert die Krankheit, er sagt nicht, wenn er Schmerzen hat, er schluckt alles in sich hinein«, berichtet die Großmutter.

Die Mutter der achtjährigen Eva gesteht uns, daß sie in den ersten Wochen nach der Entlassung der Tochter selbst 10 kg an Gewicht zugenommen hat: »Das Wichtigste ist aber Zeit und Geduld. Nach dem Endoxan geht es der Eva nicht besonders gut, sie will dann nicht essen. Dann eß ich mit ihr, die Geschwister tun mit.«

Bei ihr gibt es ebenfalls keine Schwierigkeiten mit der Medikamenteneinnahme: »Wir machen einen Spaß daraus. Wir sagen ›Prost‹ beim Trinken, jetzt trinken wir ein Viertel Saft, dann Limonade. So bringen wir die paar Liter vor dem Endoxan hinunter*. Wir machen eine Liste. Jeder darf aufschreiben, was er getrunken hat. Zu Mittag zählen wir zusammen und bestimmen, wer gewonnen hat.«

Noch mehr Phantasie ist wohl nötig, um die ganz kleinen Kinder zu Hause zu versorgen. Mit Schreien und Toben wehren sie sich gegen die Behandlung, sie verstehen ja nicht, warum sie die Pulver schlucken sollen, die ihnen nicht schmecken. Mit Zureden und Argumenten sind sie kaum zum Essen zu bewegen. Täglich muß erneut um die Mitarbeit des Kindes gekämpft werden. Die Versuchung, einmal nicht auf der Medikamenteneinnahme zu bestehen, ist groß. Die Eltern wissen aber, daß hier Mitleid mit einer Gefährdung der Gesundheit gleichzusetzen wäre.

Das Kind verheimlicht seine Beschwerden

Schon die kleinen Kinder beherrschen Tricks, um ihren Eltern Krankheitssymptome zu verheimlichen. Die vierjährige Birgit hat das Laufen auf Zehen und Fersen so lange geübt, bis sie ihre Unsicherheit beim Gehen damit überspielen konnte. Nur bei ausgeprägten Beschwerden hat sie ihre Schmerzen von sich aus geäußert. Das Krankheitsbewußtsein der Erwachsenen ist den meisten Kindern völlig fremd, Schmerzen werden fast immer herabgespielt und nur ganz selten einmal verstärkt. Hinzu kommt, daß ein kleines Kind kaum lokalisieren kann, wo etwas nicht in Ordnung ist. Zunächst ist alles Bauchweh.

Beobachtungsbogen

Die Mutter des zweijährigen Genaro hat sich, um alle krankhaften Veränderungen im Befinden des Knaben besser einordnen zu können, einen Beobachtungsbogen gemacht. Sie notiert Körpertemperatur, Gewicht, Nahrungsmenge und Appetit. Die Mutter erklärt: »Wenn es große Abweichungen von meiner ›Normalkurve‹ gibt, untersuche ich das Kind. Ich schaue in den Rachen und taste den Bauch ab. Durch den Beobachtungsbogen kann ich besser beurteilen, was aus dem Rahmen fällt. Er ißt zum Teil für die Medikamente, nicht für sich selbst. Nach den Zytostatikagaben fällt regelmäßig der Appetit ab, ich muß mich dann nicht beunruhigen. Bei ihm gibt es gute und schlechte Eßtage, ich muß die Speisen oft wechseln. Am besten ist, wenn er möglichst viele verschiedene Speisen auf dem Teller hat, damit das Auge angelockt wird. Wenn viele Leute mit am Tisch sitzen, freut er sich,

* Vor Einführung des Uromitexan mußten Patienten vor einer Endoxangabe große Mengen Flüssigkeit zu sich nehmen.

dann schaufelt er das Essen nur so in sich hinein. Er hat einen festen Eßplatz, wenn er Hunger hat, geht er dorthin und klopft auf den Tisch, dann weiß man, daß er essen möchte.«

Das behinderte Kind

Besonders viel Phantasie müssen Eltern entwickeln, wenn ihr Kind nach der Entlassung nicht nur im Verhalten verändert ist, sondern die Krankheit auch zu einer Behinderung oder einer Einschränkung der geistigen und/oder körperlichen Leistungsfähigkeit geführt hat. Langsam mußte der kleine Markus wieder laufen lernen; zunächst mußte er ertragen, im Wagen gefahren zu werden. Der zehnjährige Jürgen war stolz, daß er im Krankenhaus gelernt hatte, mit Krücken zu gehen. Die Hilfsbereitschaft der Schwester, die ihm zu Hause alle Türen öffnete, war ihm jetzt lästig. Er wollte selbständig sein. Besonders schwierig war es für die 14jährige Heidi. Als Folge eines Hirntumors mit einer Tumorabsiedelung im Wirbelkanal waren Arme und Beine gelähmt, sie mußte im Rollstuhl gefahren werden. Vor der Erkrankung war sie mehrfach in Malwettbewerben mit Preisen ausgezeichnet worden. Zu Hause hingen überall Urkunden, die sie daran erinnerten. Jetzt konnte sie die Hände kaum mehr bewegen. Zu unserer Überraschung hatte sie nur wenige Monate später, unter unendlicher Geduld der Mutter gelernt, einen Bleistift zu halten. Vorsichtig begann sie zu zeichnen. Zu einer der ambulanten Kontrollen brachte sie uns eine Mappe mit faszinierenden Zeichnungen: einen Kasper, Blumen und immer wieder, in verschiedenen Ausführungen, das Bild eines lustigen Hundes, der über eine Wiese läuft. Sie hatte nicht nur erneut gelernt, die Finger zu bewegen und zu kräftigen, sondern im Malen zusätzlich eine Möglichkeit gefunden, ihren größten Wunsch zu formulieren: »Ich möchte noch einmal über eine Wiese laufen.«

Reaktionen des Kindes auf die Ambulanzbesuche

Den meisten Eltern gelingt es, die Kinder immer wieder zu den notwendigen Kontrolluntersuchungen und zur ambulanten Behandlung in die Klinik zu bringen. »Über tausendmal waren wir in der Klinik«, berichtet die Großmutter des fünfjährigen Xandi. »Wenn wir den Weg zur Ambulanz hinaufgehen, kriegt er Bauchweh. – ›Omi, ich muß aufs Klo, ich kann's einfach nicht mehr aushalten.‹ – Wenn er in die Ambulanz muß, kann er sich viel weniger konzentrieren, er fragt, ob wir auch wirklich nur zur Kontrolle gehen, er will keine Überraschungen erleben.«

Die fünfjährige Uli und der gleichaltrige Dieter haben sich all die Torturen anschließend belohnen lassen. Es gab immer kleine Geschenke nach dem Ambulanztag. Zuletzt wußte die Mutter Dieters nicht mehr, welches Spielzeuggeschäft sie noch aufsuchen sollte, um ihm einen Spaß zu machen. Andere Eltern haben ihren Kindern die Besuche in der Klinik mit anschließenden Ausflügen in den Prater oder Bootsfahrten auf der Donau schmackhaft gemacht. Auch die achtjährige Eva brauchte die Unterstützung der Mutter, um sich auf den Weg zu den Kontrolluntersuchungen zu machen. Die Mutter berichtet: »Ich durfte nie sagen, ›heute müssen wir schon wieder nach Wien fahren‹.

Ich mußte sagen: ›Stell dir vor, heut fahren wir wieder nach Wien und machen uns einen schönen Tag. Wir gehen fein essen.‹ Das ist für sie, als ob jeder Tag Muttertag wär, denn am Muttertag gehen wir auch essen. Man muß so tun, als ob der Ambulanztag eine Freude wäre. Dann nimmt sie alle Untersuchungen gelassen hin.«

Mit erneutem Protest, Zorn und Aggressionen müssen sich die Eltern des dreijährigen Matthias am Ambulanztag auseinandersetzen. Er legt sich auf die Erde und rührt sich nicht. Er weigert sich, sich anzuziehen. Nach der Ambulanz sagt er: »Papa, du Scheißkerl«, und er beißt sich die Finger blutig. Nach den Worten der Eltern ist das Kind an diesen Tagen kaum zu ertragen. Je größer die Abstände zwischen den einzelnen Untersuchungen werden, je bekannter die diagnostischen Eingriffe, um so mehr konnte jedoch auch er seinen aktiven und passiven Widerstand aufgeben und sich über die Fahrten im Doppelstockbus zur Klinik freuen.

Die Geschwister des kranken Kindes

Wie die kranken Kinder werden auch die gesunden Geschwister aus dem Paradies ihrer Kindheit herausgerissen. Die Einweisung des Geschwisters ins Krankenhaus trifft sie meist ebenso unvorbereitet. Die Eltern kommen nach Hause, und ihre Erklärungen reichen kaum aus zu begreifen, was geschehen ist. Die Kinder spüren, daß das Leben der Familie bedroht ist: Die kleine Schwester ist im Krankenhaus, und keiner kann genau sagen, wann sie wieder nach Hause kommen wird. Mit wem soll man jetzt Spiele, Fernsehprogramme, Schlafzimmer und die Freunde teilen? Die Eltern verbringen Stunden im Krankenhaus. Wenn sie zurückkommen, sind sie müde, traurig und in ihren Gedanken mit dem kranken Kind beschäftigt. Sie haben kaum mehr Energie, mit den gesunden Kindern zu spielen, sich mit ihren Hausaufgaben auseinanderzusetzen und ihre Fragen zu beantworten. Das kranke Kind ist in den Mittelpunkt aller Bemühungen gerückt.

In dem Buch »Verwaiste Eltern« berichtet die kleine Carol: »Plötzlich gab es zu Hause keine Vorschriften und keine Strenge mehr. Zum ersten Mal habe ich gesehen, wie mein Vater weinte. Da war ich sehr erschrocken und fühlte mich ganz verlassen. Meine Mutter war sozusagen völlig aus den Fugen und zu überhaupt nichts mehr zu gebrauchen. Ich hatte das Gefühl, sie erwartete von mir, daß ich sie tröstete, und dabei war doch meine Schwester krank, meine große Schwester, mit der ich immer über alles reden konnte.«

Die gleiche Erfahrung haben viele Geschwister unserer Kinder gemacht: Die Großeltern oder andere Verwandte teilen jetzt den Tag mit ihnen, sie müssen sich an deren Richtlinien gewöhnen, und sich zudem noch häufig genug mit den Bemerkungen der Nachbarn und Schulfreunde auseinandersetzen.

Es ist leicht zu verstehen, daß der Bruder der an Leukämie erkrankten Eva in Abwesenheit der Mutter einmal alle Schränke nach Süßigkeiten durchsuchte und alles, was er fand in sich hineinverschlang. In Wirklichkeit suchte er die Begleitung und Zuwendung der Eltern.

Wie Eltern ihren gesunden Kindern die Situation des schwerkranken Kindes im Krankenhaus erklären können

Fast allen »unseren« Eltern ist es gelungen, nicht in ihrem Erschrecken nach der Mitteilung der Diagnose zu verstummen. Sie konnten mit ihren Kindern sprechen, sie dadurch aus ihrem Randdasein herausholen und sie manchmal sogar zu Partnern werden lassen. Vielleicht können Ihnen zwei Beispiele helfen, auch wenn Sie für Ihre Kinder eigene Möglichkeiten der Verarbeitung finden müssen.

Die Mutter des elfjährigen Michael berichtet: »Ich konnte mich drei Tage sammeln und mir überlegen, was ich ihm sage. Zuerst habe ich dann versucht, abzuschätzen, was er wissen will. Ich habe gemeint, daß wir es uns erst gemütlich machen müssen, um uns wirklich Zeit füreinander zu nehmen. Er hat gefühlt, daß wir etwas Ernstes besprechen müssen: ›Was ist, Mama?‹ – ›Der Markus ist sehr krank.‹ – ›Na, wie krank?‹ – ›Michael, weißt du, was Krebs ist?‹ – ›Ja, Mama, die Leute können daran sterben.‹ – ›Der Markus hat Krebs, aber die Ärzte werden alles versuchen, um die Krankheit zu besiegen.‹ Ich habe dem Michael auch erklärt, daß die Krankheit sehr schwierig zu behandeln ist, daß man z. B. niemanden dagegen impfen kann. Er hat als erstes einen Mordszorn gehabt. Er konnte nicht verstehen, daß die Ärzte so ›dumm‹ sind. Er wollte wissen, woher die Krankheit kommt, das konnte ich ihm nicht erklären. Ich habe ihm aber versprochen, daß er mich jeden Tag fragen kann, wie es dem kranken Markus geht. Er weiß, daß ich manchmal müde sein werde und daß er dann vielleicht eine Stunde warten muß, bis ich mich ein wenig ausgeruht habe, aber dann werde ich mir wieder Zeit für alle seine Fragen nehmen.«

Sehr verständnisvoll haben die Geschwister (fünf und zwölf Jahre alt) der achtjährigen Susanne auf die Erklärungen der Mutter reagiert: »Ich habe den Kindern gesagt, daß wir besonders zusammenhalten müssen. ›Die Krankheit ist ein Problem für uns Eltern, aber auch für euch. Ihr seid jetzt viel alleine, weil ich jeden Tag ins Krankenhaus muß, um die Susanne zu besuchen. Die Susanne braucht mich jetzt besonders; weil sie krank ist, braucht sie mich mehr als ihr.‹ Die Kinder haben gesagt, daß sie mich verstehen können. Ich soll jeden Tag in die Klinik fahren. Sie haben ihr kleine Briefe geschrieben und Bilder gemalt, die ich ihr dann mitgebracht habe. Die Kinder haben mir bei der Hausarbeit geholfen.«

— *Eltern müssen sich mit der verständlichen Eifersucht der gesunden Geschwister auf das kranke Kind auseinandersetzen*

Auch gelungene Information der Geschwister kann häufig kaum verhindern, daß die gesunden Kinder das kranke Kind beneiden, das im Mittelpunkt des Interesses der Eltern und Verwandten steht. So ist verständlich, daß die fünfjährige Schwester des kleinen Dieter Krankheiten erfunden hat und die Mutter gelegentlich nicht mehr wußte, welche Beschwerden sie ernst nehmen sollte. »Wenn ich gewußt habe, es ist ein Schwindel, habe ich sie in den Arm genommen und getröstet. Aber ich war auch oft ratlos und unsicher, ob ich nicht doch den Arzt holen sollte.«

Der Bruder der vierjährigen Birgit (er selbst 7 Jahre alt) ließ sich nach einer Warzenoperation von der Mutter durch das Zimmer tragen. Als alle drei Kinder dieser Familie fieberten, war die Arbeit für die Mutter fast nicht mehr zu schaffen. »Die beiden ›gesunden‹ Kinder haben sich in ihre Grippe hineingesteigert. Sie weigerten sich einzuschlafen und wollten sich den ganzen Tag über verwöhnen lassen. Ich mußte ihnen ihre Lieblingsspeisen kochen und Geschichten vorlesen. Während die tumorkranke Birgit künstlich ernährt werden mußte, wollte die zweijährige Karin auf die Toilette getragen werden. Es war kaum zu bewältigen.«

Die gesunden Kinder fühlen sich an der Erkrankung des Geschwisters mitschuldig

Wie die Eltern fragen auch die Kinder nach der Ursache der Erkrankung. Eine fünfjährige Schwester glaubte lange Zeit, daß sie an der Erkrankung des Bruders schuld sei. Die beiden Kinder hatten im Zimmer Nachlaufen (Fangen) gespielt, und der kleine Bruder war so unglücklich gegen die Bettkante gefallen, daß er anschließend ins Krankenhaus eingeliefert werden mußte. Daß der zu diesem Zeitpunkt entdeckte Bauchtumor ein Zufallsbefund war, konnte der Schwester lange nicht begreiflich gemacht werden. Sie glaubte vielmehr, die Eltern wollten ihr die Wahrheit vorenthalten. Erst Jahre später konnte ihr die Klassenlehrerin helfen, das belastende Erlebnis zu vergessen.

Besonders intensiv mußte sich der Bruder der zwölfjährigen Waltraud mit der Erkrankung der Schwester auseinandersetzen. Wenige Tage vor der Einweisung ins Krankenhaus hatte er (damals 14 Jahre alt) der Schwester in einem Streit voller Zorn gesagt: »Ich wollte du würdest sterben.« Er glaubte, die akute Erkrankung der Schwester mit Aufnahme auf der Intensivstation wäre die Erfüllung seines im Zorn geäußerten Wunsches. In langen Gesprächen konnten die Eltern ihn von seinen Selbstvorwürfen befreien. »Jetzt, nachdem die Waltraud gesund ist, hat er die Situation überwunden. Sie behandeln einander so normal wie früher.«

Das Zusammenleben nach der Krankenhausentlassung

Während des langen Krankenhausaufenthaltes sind die Geschwister einander fremd geworden. Sie brauchen die Hilfe der Eltern, um sich wieder aneinander gewöhnen zu können. Eine Mutter berichtet: »Wir haben versucht, immer etwas mit allen Kindern gemeinsam zu unternehmen. Der große Bruder hat an dem Tag, an dem die Birgit nach Hause kam, eine Riesenschachtel Lego bekommen; ich wollte ihm zeigen, daß die Entlassung der Schwester aus dem Krankenhaus auch für ihn ein Festtag ist. Er hat sich dann rührend um die Birgit gekümmert. Aber auch die kleinere Schwester ist den ganzen Tag hinter ihr her gelaufen. Die gesunden Geschwister haben sie geradezu überschüttet mit ihrer Liebe.«

Ein Elternpaar hat dem gesunden Kind die Narbe des Bruders gezeigt und ihm nochmals die Erkrankung erklärt. Die gesunde Schwester konnte den Bruder durch diese genaue Information auch vor den Fragen der Mitschüler schützen.

Trotz aller Bemühungen der Eltern reagieren die Geschwister jedoch gelegentlich eifersüchtig aufeinander. Die gesunden Kinder, die täglich zur Schule gehen müssen, können nur schwer verstehen, daß das für kranke Geschwister nicht gilt, und Sätze wie: »Die hat's gut, die darf zu Hause bleiben und spielen, und für mich habt ihr keine Zeit«, sind nur zu verständlich. Die siebenjährige gesunde Brigitte hat durch schlechte Schulnoten versucht, die Aufmerksamkeit der Eltern auf sich zu lenken. Die Mutter bemühte sich dann zu erklären, daß das kranke *und* das gesunde Kind die Mutter manchmal nur für sich brauchten. Dem kranken Kind ist es besonders schwer gefallen, auch einmal für ein paar Stunden auf die Mutter zu verzichten. Es mußte erst lernen, nicht immer im Mittelpunkt zu stehen. Erst dann konnte es erlauben, die Schwester auch allein mit der Mutter ins Theater gehen zu lassen. Nach einem Abend mit der Mutter allein konnte die gesunde Schwester erneut sehr liebevoll auf die Wünsche der Kranken eingehen und sie umsorgen.

Die Geschwister werden zu Mitbetreuern des kranken Kindes und zu Partnern ihrer Eltern

Besonders die älteren Geschwister haben nach der Entlassung das Einleben des kranken Kindes gefördert und mit dafür gesorgt, daß das Leben in der Familie so normal weitergeführt werden konnte wie vor der Erkrankung. Vom jetzt 16jährigen Michael berichtet die Mutter: »Er hat sich seiner Schwester gegenüber einmalig verhalten. Nach der Arbeit hat er sie immer besucht und ihr seine Nachspeise gebracht. Jetzt behandelt er sie, als ob sie gesund wäre. Sie streiten wie vorher, da hat sich nichts geändert. Sie spürt nicht, daß sie ein krankes Kind ist. Als die Waltraud aus dem Krankenhaus kam, hat er zu ihr gesagt: ›So, jetzt bist du wieder ganz gesund, jetzt kannst du im Haushalt wieder mithelfen, so wie früher.‹ Sie hat sich gefreut. Wenn sie nach den Infusionen erbrechen mußte, hat er sich zu ihr gesetzt und sie getröstet: ›Mir ist auch manchmal schlecht, das mußt du nicht so ernst nehmen, komm wir gehen Fahrradfahren.‹ Er hat aber auch nie vergessen, mich – die Mutter – aufzumuntern. Wenn ich Zweifel hatte, hat er mir Mut gemacht. Ich habe nie gelaubt, daß einem ältere Kinder so viel helfen können. Wenn ich traurig war, hat er mir etwas Lustiges erzählt.«

Das gesunde Kind hat ein Recht auf sein eigenes Leben

Auch wenn die gesunden Kinder gerne die Mitbetreuung der kranken Geschwister übernehmen, sollten die Eltern darauf achten, daß dabei auch die Wünsche und Lebensvorstellungen der gesunden Geschwister berücksichtigt werden. Dazu ein Vater: »Meine ältere Tochter konnte nie nein sagen, wenn die Kleine gesagt hat ›komm spiel mit mir‹. Sie hat immer nur überlegt, wie sie der Heidi das Leben erleichtern kann, und hat dabei vergessen, für sich selbst zu sorgen.«

Die Erkrankung in ihren positiven Folgen für die gesunden Geschwister

Die gesunden Kinder haben keine Angst vor dem Krankenhaus:

Die dreijährige gesunde Schwester einer Siebenjährigen läßt sich in der Ambulanz regelmäßig mituntersuchen. Sie erinnert die Ärzte, wenn man vergißt, ihre Reflexe zu prüfen. Selbst der unangenehmen Prozedur des »Spatelns« will sie unterzogen werden.

Die gesunden Kinder werden selbständiger:

Vom 11jährigen Bruder des kleinen Markus berichtet die Mutter, daß er gerade während der Erkrankung des Bruders die größten Schulfortschritte machte, »weil ich weniger Zeit hatte, seine Aufgaben und die Schultasche zu kontrollieren.«

Die ehemals kranken Kinder betreuen jetzt die Geschwister:

Die Mutter des kleinen Dieter berichtet: »Bei uns hat sich die Krankheit Dieters auch positiv ausgewirkt. Wenn die Dagmar einmal krank ist, zerreißt sich der Dieter fast für sie, weil er endlich auch einmal die Gelegenheit hat, ihr etwas Gutes zu tun. Er sitzt an ihrem Bett und liest ihr Geschichten vor.«

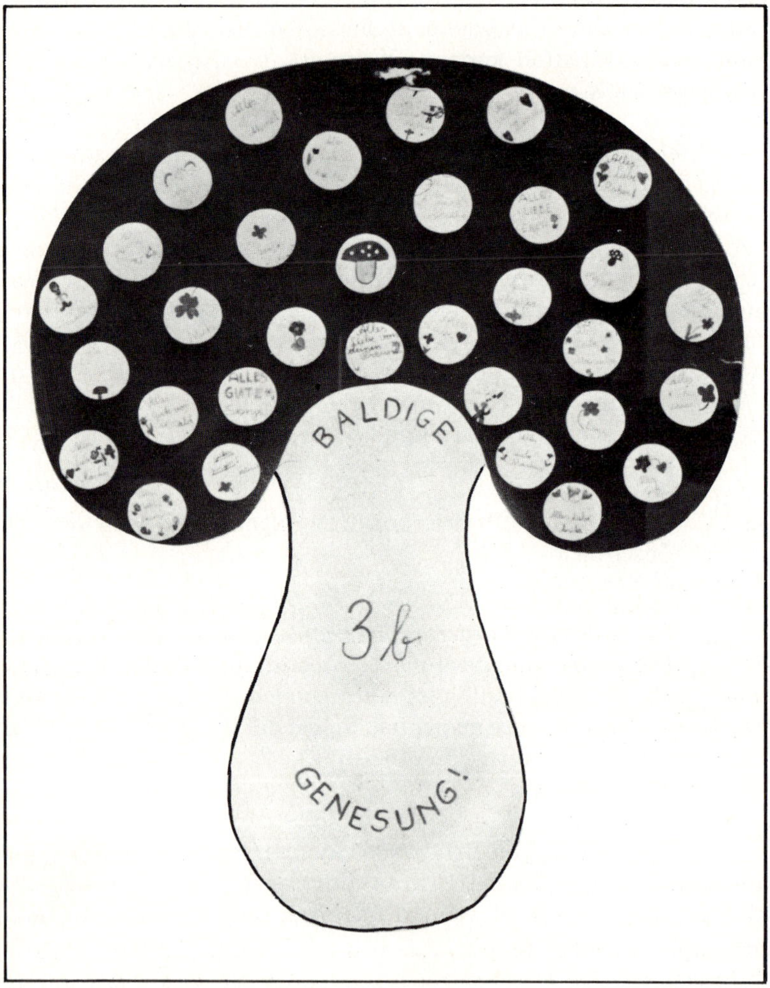

Abb. 25 Jürgens Glückspilz (s. S. 161)

Das kranke Kind und die Schule

Die Aufnahme ins Krankenhaus bedeutet für das kranke Kind nicht nur Trennung von der Familie, erste Auseinandersetzung mit Krankheit, Untersuchungen und diagnostischen Eingriffen, sondern auch Trennung von Freunden und Spielkameraden, Bewegungseinschränkung und Langeweile. Das Kind wird aus Familie, Spielgemeinschaft und *Schule* herausgerissen: Es kann nicht mehr, wie die Mitschüler, jeden Tag zur Schule gehen, dort seinen Platz einnehmen und seine *Arbeit* leisten. Es ist von allen Späßen ausgeschlossen, die man sich für die Pause ausdenken kann. Neben dem Kontakt zu den Mitschülern, der Möglichkeit, sich in einer Gruppe einzuordnen, bietet der Schulunterricht dem Kind die Chance, sich zu bewähren, Leistungsanforderungen zu erfüllen und seine Ergebnisse an denen der Mitschüler zu messen. Mit großer Freude wird der gelungene Schulaufsatz zu Hause gezeigt und die Belohnung in Empfang genommen. Mit Herzklopfen wartet das Kind auf das Ergebnis der Mathematikarbeit, und der Zeugnistag ist ein Festtag oder ein Tag, dem mit Bangen entgegengesehen wird. Der ganze Tagesablauf eines Kindes wird durch den Arbeitsplatz Schule geprägt.

Viele von Ihnen können sich sicher an die »Feuerzangenbowle« von Heinrich Spoerl erinnern, der beschreibt, wie sich ein Erwachsener den Wunsch, noch einmal den Zauber der Schulzeit erleben zu dürfen, erfüllt. Und die eigene Schulzeit ist jedem von uns noch in Erinnerung. Jeder hat sich wohl auch einmal gewünscht, am Morgen mit Fieber aufzuwachen und so eine schwere Klassenarbeit zu versäumen. Einmal die Schule zu schwänzen, war ein Spaß. Aber fast jedes Kind vermißt nach den langen Sommerferien die Mitschüler und Lehrer. Um so mehr ist zu verstehen, daß sich das Kind im Krankenhaus nach Schule und Mitschülern sehnt. Es hat auch Angst, den Unterrichtsstoff zu versäumen; je länger der Krankenhausaufenthalt dauert, um so mehr fürchtet es sich, das Klassenziel nicht zu erreichen.

Schule im Krankenhaus

Krankenhausunterricht kann das Kind aus der Langeweile des Krankenhausalltags herausholen und ihm das Gefühl vermitteln, trotz Krankheit noch etwas leisten zu können. Die Lehrerin der Klinikschule berichtet aus ihrer langen Erfahrung: »Kranke Kinder wollen in einem erstaunlichen Maß lernen. Sie haben einen Ehrgeiz, der erschütternd ist, und wir müssen ihnen ein möglichst normales Leben bieten.«

Der kleine Wolfgang ging jeden Tag ins Schulzimmer. Während der Infusionen, als er still sitzen mußte, machte er seine Leseübungen. Die 14jährige Cornelia bestand darauf, jeden Tag mit dem Rollstuhl ins Schulzimmer gefahren zu werden, als ihr das Laufen Mühe machte. Auch verordnete Bettruhe war kaum einmal ein Grund, keine Schulaufgaben zu machen. Stolz wurden den Eltern während der Besuchszeit die neu gelernten Englischvokabeln präsentiert.

Bedeutung des Kontaktes zwischen Krankenhausschule und Schule am Heimatort

Information der Lehrer

Gelungener Krankenhausunterricht setzt auch die Mitarbeit der Eltern voraus. Die Eltern sollten die Lehrer informieren, damit diese wiederum das kranke Kind schon während des Krankenhausaufenthaltes unterstützen können. Der behandelnde Arzt hilft sicher bei der Beantwortung aller für den Klassenlehrer wichtigen Fragen (Wie ernst ist die Erkrankung? Wie lange wird der Krankenhausaufenthalt vermutlich dauern? Welche medizinischen Belastungen kommen auf das Kind zu? Unter welchen Beschwerden leidet es? Welche Nebenwirkungen hat die Therapie? Inwieweit ist das Kind schulisch belastbar?). Rechtzeitige Information der Lehrer sichert deren Mitarbeit und verhindert von Anfang an eine Benachteiligung des Kindes. Die Lehrerin der neunjährigen Petra beschreibt, wie sehr ihr »Fehlverhalten« in erster Linie Folge ungenügender Aufklärung über die Erkrankung der Schülerin gewesen war: »Ich bin über die Krankheit viel zu wenig informiert, ich muß das eingestehen. Petra ist ein intelligentes Mädchen und schafft normalerweise, was der Klassendurchschnitt schafft. Durch die vielen Fehlstunden hat sie allerdings Lücken, die nur durch Nachhilfestunden zu füllen sind, denn sie hat keine Freundin gehabt, die sie während der Krankheit unterstützt hätte. Ich weiß nicht, wie ich mich verhalten soll, ich bin in dieser Hinsicht auf komplettem Neuland. Ich habe ihr selbst Nachhilfestunden gegeben und mußte feststellen, daß das Kind nach einer Englischstunde komplett ermüdet. Ich muß zusammen mit meinen Kollegen erst lernen, wie man die langzeitkranken Kinder fördern kann.«

Aktivierung der Mitschüler

Für den 13jährigen Georg haben die Mitschüler, angeregt durch den Lehrer, jeden Tag den Unterrichtsstoff mit Durchschlagpapier mitgeschrieben. Die Freude der Mitschüler, helfen zu können, war so groß, daß sie sich gerade um diese Arbeit stritten. Jeden zweiten Tag hat ein besonders guter Freund Georgs die Blätter eingesammelt und den Eltern gebracht.

Die Lehrerin des achtjährigen Jürgen half ihm, den Anschluß an den Unterricht nicht zu verlieren, indem sie selbst der Mutter die Schulhefte brachte, in denen neben den Aufgaben notiert war, wie die Übung auszuführen sei. Die Mutter Jürgens berichtet: »Sie hat immer viel geschrieben und erklärt, wie er rechnen muß und schreiben oder einsetzen. Sie hat sehr viel für ihn getan.« Darüber hinaus hat diese Lehrerin von sich aus den Kontakt zur Klinikschule aufgenommen, um mit der Kliniklehrerin den Unterrichtsstoff abzusprechen. Auf diese Weise konnte Jürgen mit den Mitschülern Schritt halten und nach dem Krankenhausaufenthalt die Prüfungen seiner Klasse bestehen. Den Kontakt zu den Mitschülern sicherte diese Lehrerin durch einen besonders lustigen Einfall: Mit ihrer Hilfe bastelte die ganze Klasse einen riesengroßen Glückspilz. In jedem weißen Punkt steht ein witziger Spruch, dazu ist ein kleines Bild gemalt (Abb. 25, s. S. 158). Nicht nur Jürgen hatte Spaß an dem Geschenk, das während des ganzen Klinikaufenthaltes über seinem Bett an der Wand hing. Jeder, der ins Krankenzimmer kam, bewunderte den Riesenglückspilz und beneidete den Knaben um die lieben Schulfreunde und seine Beliebtheit; das vergrößerte die Freude des Buben noch. Er mußte jetzt zwar verkraften, daß er nicht an den Schulausflügen der Klasse teilnehmen konnte, aber die Karten und Briefe der Mitschüler von ihren Reisen zeigten ihm doch, daß er immer noch dazu gehörte. Viele Abenteuer der Klassenkameraden konnte er so nachträglich miterleben und darüber lachen.

Besuche der Lehrer im Krankenhaus

Eine große Freude waren für einige unserer Kinder die Besuche der Lehrer im Krankenhaus. Auch die Kleinen, die gerade erst eingeschult worden waren, waren stolz, daß der Lehrer unter all den vielen Schülern das jetzt kranke Kind nicht vergessen hatte. Durch den Besuch im Krankenhaus hat der Lehrer aber auch die Chance, sich mit dem veränderten Aussehen des Kindes vertraut zu machen. Er lernt die Belastungsfähigkeit des kleinen Patienten einzuschätzen und sieht, wie stark der Krankenhausaufenthalt das Leben des kranken Kindes, aber auch das der Eltern und Geschwister verändert. Im Gespräch mit den Lehrern der Klinikschule kann er sich auf die Probleme vorbereiten, denen er selbst nach der Entlassung des Kindes gegenüberstehen wird. (Ist es nötig, das Kind aus der Schule nach Hause zu schicken, wenn es über Kopfschmerzen klagt? – Was ist zu tun, wenn es erbricht? usw.)

Vorbereitung der Mitschüler durch den Lehrer

Nach einem Besuch kann der Lehrer auch die Mitschüler *gezielter* auf das kranke Kind vorbereiten, das nach der Entlassung, sobald als möglich, wieder am Unterricht teilnehmen will und von ärztlicher Seite aus kann. Er kann ihnen, wenn er das Kind gesehen hat, viel besser erklären, daß die Haare durch die Krankheit schütter geworden sind, daß das kranke Kind selbst darunter leidet und daß auch witzig gemeinte Bemerkungen es sicher noch trauriger machen werden. Viele unserer Kinder haben uns erzählt, wie schwierig gerade der Haarverlust für sie auszuhalten war; selbst die schönste Perücke konnte oft nicht ganz darüber hinweghelfen. Hänseleien können kaum mehr gelassen ertragen werden, »vielmehr soll jeder Mensch, der keine Schmerzen hat, einen anderen durch sein Verhalten nicht unnötig strapazieren und ihm durch Beleidigungen und Sekkieren (Hänseln) sein Leid erschweren«, schreibt die *13jährige* Maria, die von ihren Mitschülern wegen ihrer dünnen Haare, noch mehr aber wegen ihrer Perükke ausgelacht worden war. Wie stark die Klasse auf die Mithilfe des Lehrers angewiesen ist, wenn es ihr gelingen soll, ein krankes Kind nach der Entlassung problemlos in die Schulgemeinschaft aufzunehmen, hat uns der Bericht eines *zehnjährigen gesunden* Mädchens gezeigt, das mit kranken Kindern auf einem Ferienlager gewesen war: »Wenn man von den Mitschülern immer gehänselt wird und sie einem die Mütze wegnehmen und keine Ruhe geben, das ist ein Schmerz. Wenn man sehr dick ist und die anderen zu einem ›Fettwanzen‹ sagten oder ›die Dicke‹, das ist ein Schmerz. Wenn man nicht gehen kann und immer an den Rollstuhl gebunden ist und die anderen neben einem vorbeilaufen und man möchte so gerne mitmachen, das ist ein Schmerz. Oder wenn einer nicht ganz genau so ausschaut wie die schöne Lotte, ist er dann gleich blöd? Oder wenn einer nicht so schnell ist wie die beste Turnerin der Klasse, ist er dann gleich komisch? Ich finde nicht! Kinder können aber oft grausam sein, ohne darüber nachzudenken.«

Es ist für ein Kind besonders schwer zu erleben, daß es von den Mitschülern während des langen Krankenhausaufenthaltes vergessen wurde. Wird der Kontakt zwischen Lehrer, krankem Kind und den Klassenkameraden schon nach der Aufnahme des Kindes ins Krankenhaus gefestigt, muß das Kind auch nach der Entlassung nicht fürchten, alleine zu sein, weil die alten Schulfreunde in der Zwischenzeit neue Spielkameraden gefunden haben. Die Einsamkeit des kleinen Christian nach der Entlassung wäre so vermeidbar gewesen. Seine Mutter berichtet: »Er stand in der Pause ganz alleine und hat sein Brot gegessen. Ich fragte ihn, ob er Fußball spielen wollte, was er früher immer gerne tat. Aber er war wie taub. Alle Klassenkameraden hatten schon neue Freunde, auch sein bester Freund.«

Bedeutung der Schule, der Lehrer, Mitschüler und des Unterrichts für das kranke Kind nach der Entlassung

Die 18jährige Waltraud K. berichtet aus ihrer Erfahrung: »Ich hätte nach der Entlassung aus dem Krankenhaus zu Hause bleiben können. Aber ich habe die Tür geöffnet und bin hinaus aus der Geborgenheit der Familie. Ich glaube nicht, daß ich ohne die Schule so energisch geworden wäre. In der Schule bekommt man durch die Kameraden den nötigen Ansporn. Man kann sich mit ihnen vergleichen und hat plötzlich wieder die Energie, so leistungsfähig zu sein wie früher. Nachdem die Mitschülerinnen wußten, daß ich krank war, waren sie sehr zuvorkommend. Wir sind in der Gruppe immer sechs an einem Tisch, und wir sind ziemlich gute Freundinnen. Man spürt, wenn ein Mädchen traurig ist und hilft dann ganz instinktiv. Wir freuen uns miteinander. Die Lehrer waren irrsinnig nett. Während der Schulstunden versucht mein Klassenlehrer immer zu überspielen, daß er gemerkt hat, daß ich bedrückt bin. Er zeigt höchstens durch ein Augenzwinkern, daß er darum weiß und versucht dann nachher mit mir ins Gespräch zu kommen. Er ist von alleine zu mir gekommen und hat mich gefragt, wie es mir geht und in welchen Fächern ich Schwierigkeiten habe: ›Sag mir, wenn du etwas brauchst, ich werde dir helfen.‹ Man spürt sofort, ob man mit einem Lehrer reden kann. Meine Lehrer haben sich sehr für mich eingesetzt.«

Trotz zytostatischer Therapie ist es den meisten Kindern mit Hilfe der Lehrer, Mitschüler und Eltern gelungen, gleiche, wenn nicht sogar bessere Leistungen zu erbringen als vor der Erkrankung. Eine gelähmte zwölfjährige Schülerin hat so eifrig geübt, daß sie die Hausaufgaben mit der elektrischen Schreibmaschine schreiben konnte und mit ihr ebenfalls die Klassenarbeiten ausführte. Ein Knabe mit Hirntumor hat die Reifeprüfung bestanden und will jetzt studieren. Die bei Krankheitsbeginn 17jährige Waltraud K. hat unter zytostatischer Therapie und trotz mehrerer Operationen, Aufenthalt auf der Intensivstation und vieler Komplikationen die Universitätsprüfungen ihres Jahrganges glänzend absolviert und erhielt wegen überdurchschnittlicher Leistungen während des gesamten Studiums Stipendien.

Nur ganz selten hat eines der Kinder versucht, Krankheitssymptome zu verstärken, um dann von der Schule beurlaubt zu werden. Gerade die kranken Kinder entwickeln einen Ehrgeiz, der uns herausfordert, sie zu unterstützen.

»Unser Kind ist außer Therapie«*

Einige Eltern unserer Kinder, die jetzt gesund sind, haben uns erzählt, wie ihre Kinder leben. Wir wollen sie sprechen lassen:

Der Vater von Waltraud, Non-Hodgkin-Lymphom, Stadium III, seit 1½ Jahren außer Therapie, jetzt 16 Jahre alt:

»Unsere Tochter ist mit einem enormen Nachholbedürfnis aus der Klinik entlassen worden. Sie wollte alles erleben, was ihr die ganze lange Zeit vorenthalten blieb. Ihre Freunde wechselten oft. Ihre Reaktionen waren ganz normal: Feuer und Flamme, wenn sie einen liebgewonnen hatte, traurig und betrübt, wenn die Freundschaft in die Brüche ging. Am Anfang hatte die Mutter Bedenken, wenn Waltraud ein Wochenende bei ihrer Freundin verbringen sollte, da kein Arzt in der Nähe war, der um die Erkrankung des Kindes wußte. Aber Waltrauds Bedürfnisse siegten. Sie spielte Tennis, fuhr Rollschuh im Sommer und Schlittschuh im Winter. Sogar eine Radtour mit der Klasse hat sie mitgemacht, obwohl sie noch in Behandlung war. Es sind keine Schwierigkeiten aufgetreten. Sie benahm sich, als ob sie nie krank gewesen wäre. Sie führt ein ganz geregeltes und normales Leben. Das hektische Bedürfnis, alles nachholen zu müssen, ist jetzt gewichen. Waltraud hatte durch den Ausfall eines ganzen Schuljahres keine Schwierigkeiten, sie hat die Hauptschule mit sehr gutem Erfolg beendet. Nebenbei war sie an der Leitung eines Jugendklubs beteiligt. Einmal hat sie sich sogar als Mannequin testen lassen und war überglücklich, als man ihr sagte, daß sie sehr hübsch sei. Sie hat sich selbständig um ihre Lehrstelle beworben. Nun ist sie Lehrling in einem Juweliergeschäft. Man weiß dort um ihre Krankheit und hat ihr keinerlei Schwierigkeiten gemacht. Die Arbeit und das Leben machen Waltraud Spaß. Ich finde, sie hat die Krankheit gut bewältigt! Entschuldigung, daß soviel Stolz auf meine Tochter aus den Zeilen spricht.«

Die Mutter von Dieter, Wilms-Tumor, Stadium III, seit fünf Jahren außer Therapie, jetzt neun Jahre alt:

»Er ist Klassenbester; in der Schule kann er sich gut konzentrieren. Er ist nie müde. Er war immer sehr ehrgeizig, auch nach der Entlassung aus dem Krankenhaus. Dieter wollte unbedingt so behandelt werden wie die Mitschüler, obgleich er zur Zeit der Einschulung körperlich noch sehr geschwächt war. Seit zwei Jahren spielt er mit großer Ausdauer Geige. Selbst

---

* Die auf den folgenden 4 Seiten besprochenen »Kinder« sind bei der vorliegenden zweiten Auflage dieses Buches 25, 19, 21 bzw. 20 Jahre alt.

die Fingerübungen werden ihm nie lästig. Er betreibt jeden Sport, er ist ein Draufgänger. Dieter fährt Ski wie ein Wilder, keine Abfahrt ist ihm zu schwer. In der Schule ist er ein guter Turner, beim Völkerballspielen hat er die meiste Ausdauer.« »Er hat mehr Mitgefühl als andere Kinder. Wenn er bemerkt, daß einer schwächer ist als er selbst, hilft er sofort. Auch heute noch kann er sich an die ehemaligen Mitpatienten erinnern.

Wir erinnern uns nur noch gelegentlich an die Krankheit. Das Kind wird als gesund angesehen. Wir haben keine Angst mehr. Wir genießen das Leben jetzt aber bewußter als früher.

Während der Behandlung hat der Dieter irgendwann realisiert, daß die Spritzen, die die Ärzte verordnen, zu den unangenehmen Nebenwirkungen führen. Er war wahnsinnig zornig auf die Ärzte: ›Die sind schuld, daß mir so übel ist, daß ich hinfallen muß.‹ Er weiß heute noch, welcher Arzt gut und welcher schlecht stechen kann. Jetzt fürchtet er sich nicht mehr vor der Klinik. Er denkt, daß er ohne die Schwestern und Ärzte nicht gesund geworden wäre. Dieter hat keine Angst, in die Klinik zu gehen.«

Die Großmutter von Alexander, Non-Hodgkin-Lymphom, Stadium III, seit drei Jahren außer Therapie, jetzt 11 Jahre alt:

»Er ist ein guter Durchschnittsschüler (Gymnasium). Er lernt nur, wenn es unbedingt erforderlich ist. So schnell es möglich ist, will er statt dessen am Nachmittag hinaus und spielen. Er ist normal groß, normal schwer. Seither war er niemals krank; er ist gesundheitlich überhaupt nicht anfällig. Wenn der Rest der Familie an Grippe erkrankt, bleibt er gesund. Es geht ihm so gut, daß manche Leute sogar glauben, daß die Ärzte sich damals, bei Diagnosestellung, geirrt haben.

Er hat in einem Monat schwimmen gelernt, springt vom 5-Meter-Brett und taucht. Xandi treibt so wild Sport, daß er sich bereits zweimal das Bein gebrochen hat. Beim Skifahren ist er immer der Erste. Wenn andere Kinder Mittagspause machen, fährt er alleine weiter. Kein Hang ist ihm zu steil. Eine Stunde Tennisunterricht ist ihm zu wenig, zwei bis drei Stunden hält er ohne weiteres durch. Er ist nie müde. Lange Wanderungen machen ihm Spaß. Seine Meinung war immer: ›Ich bin nicht krank.‹ Er ist irrsinnig beliebt, er ist vital und lebendig. Gegen Erwachsene ist er mißtrauisch, aber man weiß nicht, ob er das nicht ohne die Erfahrung der Krankheit auch gewesen wäre. Wir haben keine Angst mehr um das Kind. Ich versuche noch heute, darauf hinzuarbeiten, daß die Leute in unserer Umgebung begreifen, daß man an Krebs nicht sterben muß.

Der Bub möchte gern Chirurg werden (Xandi ist zweimal operiert worden, er hat vier Narkosen hinter sich). Wenn man aber sehr viel lernen muß, um Medizin zu studieren, möchte er lieber Diener im Operationssaal sein. Medizinische Sendungen im Fernsehen schaut er leidenschaftlich gern an. Am interessantesten ist es für ihn, wenn medizinische Untersuchungen dargestellt werden. Dann erinnert er sich an seinen Krankenhausaufenthalt: ›Schaut, das hab ich auch erlebt.‹ Wenn Xandi an der Klinik vorbeigeht, möchte er immer gern einmal in den Operationssaal schauen. Schwestern und Ärzte sind seine Freunde.«

Die Mutter von Ulrike, bösartiger Tumor des Eierstockes, seit drei Jahren außer Therapie, jetzt neun Jahre alt:

»Noch während der Therapie hat sie schwimmen gelernt. Sie springt vom Dreimeterbrett ins Wasser, ohne sich zu fürchten. Kopfsprünge und Saltos gefallen ihr. Wanderungen im Gebirge über 3 bis 4 Stunden machen ihr Freude. In einer halben Stunde hat sie Eislaufen gelernt. 12 km Langlauf auf Skiern schafft die Uli ohne Probleme. Sie hat keine Schulprobleme. Sie war auch während der Therapie Klassenbeste, obgleich sie in der ersten Klasse nur zwei Monate Schulunterricht gehabt hat. Die Uli ist überhaupt nicht mehr ängstlich, sie lebt so wie jedes andere Kind.« Sie hat alle Torturen vergessen, selbst an den Arzt, der sie sieben- oder achtmal gestochen hat, denkt sie nicht mehr. Sie erinnert sich nur noch, daß das Essen im Spital immer grauenhaft war. In der Ambulanz sei es immer lustig gewesen, sie habe meist mit den anderen Kindern einen Wettlauf durch alle Räume gemacht.

Die hier dargestellten Beschreibungen des Lebens einiger unserer Kinder außer Therapie sind beispielhaft für viele. Sie sind zufällig ausgewählt und nicht, weil es ihnen überdurchschnittlich gut ging. Mit Hilfe der Eltern und Geschwister haben die Kinder gelernt, trotz Krankheit ihr Leben zu meistern. Der Weg, der dabei zurückgelegt wurde, war in keinem Fall leicht.

Ich bin außer Therapie

Jetzt ist es 1½ Jahre her, daß ich außer Therapie bin*. Ich heiße Waltraud H., bin 16 Jahre und denke noch oft an die Zeit im Spital zurück.

Vor 3½ Jahren stellte man bei mir einen Lymphknotentumor fest. Mir sagte man vorerst nicht die Wahrheit über meine Krankheit, und man ließ mich lange Zeit in dem Glauben, daß ich eine Schilddrüsenzyste hätte. Jeden Tag länger, den ich im Spital verbringen mußte, machte ich mir Gedanken darüber, warum ich so lange bleiben mußte. Als ich diese Ungewißheit nicht länger aushielt und ich Eltern und Ärzte um die Wahrheit fragte, war ich zuerst traurig, böse und schockiert darüber. Ich konnte nicht verstehen, warum man mich belogen hatte. Heute weiß ich, wie schwer es sowohl den Eltern als auch den Ärzten gefallen sein muß, mir die Wahrheit zu sagen. Damals war ich böse, weil man mir die Wahrheit nicht gleich gesagt hatte, heute kann ich das gut verstehen. *Nicht jedem Menschen, egal ob jung oder alt, kann man die Wahrheit sagen.* Ich lernte in der Zeit meines Spitalaufenthaltes viele Menschen kennen, die die Wahrheit nicht verkrafteten und immer mehr in ein seelisches Tief versanken. Und das ist meiner Meinung nach *das Schlimmste, was man tun kann: sich selbst aufgeben.*

Ich will jetzt aber keinen Roman über mich und meine Krankheit schreiben; lieber will ich allen, denen es vielleicht so geht wie es mir ging, beweisen und sagen, wie wichtig es ist, *Mut, Hoffnung und den Willen zum eigenen Leben zu bewahren und wenn nötig zu verstärken.*

Ich kann nur noch sagen, daß Ärzte und Schwestern alles, was in ihren Kräften stand, für mich getan haben und ich gespürt habe, daß ich in guten Händen bin.

Jetzt, wo ich außer Therapie bin, versuche ich alles nachzuholen, was ich in den zwei Jahren versäumt habe.

Ich habe alles nachgelernt, was ich in der Schule versäumt habe, und habe jetzt seit einem Jahr eine traumhafte Stelle als Juwelier. Ich hoffe, daß ich mit meinen Zeilen helfen konnte und man ebenso denkt wie ich.«

* In der Zwischenzeit sind es 10½ Jahre außer Therapie geworden.

Nicht jedes Kind wird wieder gesund

In den ersten Kapiteln dieses Buches haben wir versucht, Ihnen zu zeigen, daß heute viele an Tumor erkrankte Kinder geheilt werden können. In der ganzen Welt arbeiten Wissenschaftler daran, immer wirksamere Behandlungsmethoden für alle Krebskrankheiten zu finden und vergrößern dadurch die Chance für jedes einzelne Kind, zu überleben. Wir haben Ihnen aber auch gesagt, daß wir nicht wissen, ob gerade Ihr Kind gesund werden wird, und die Frage, warum gerade dieses einzelne Kind nicht geheilt werden wird, kann nicht beantwortet werden. Wir möchten Ihre Angst nicht vergrößern, aber wir müssen auch den Eltern Hilfe anbieten, deren Kind sterben wird. Zu verschweigen, daß auch Kinder an Tumorkrankheiten sterben, würde all die Eltern alleine lassen, die sich auf den Verlust ihres Kindes vorbereiten oder ihn bereits erfahren haben. Sie sollen wissen, daß die Ärzte und Schwestern mit Ihnen durch alle Krankheitsphasen gehen und Sie in Ihrem Schmerz verstehen und begleiten werden.

Von *unseren* Eltern haben wir gelernt, wie es möglich ist, auch die Tage, die ungeheuer belastend sind, mit dem Kind zu leben und in dieser Zeit zu wachsen und neue Kräfte zu schöpfen. Diese Eltern haben wie Sie Angst und Verzweiflung durchgemacht, sie kennen das Gefühl, den Schmerz kaum mehr ertragen zu können. Trotzdem ist es ihnen gelungen, das kranke Kind mit unglaublichem Mut und mit Phantasie zu begleiten. Ihre Erfahrung kann Ihnen vielleicht ein wenig Hilfe sein.

Brief einer Mutter

»Hiermit möchte ich zusammenfassen, wie ich lernte, das Unabänderliche, das ich gezwungen war zu tragen, leichter zu verkraften. Mein Sohn Kai (jetzt zehn Jahre alt) erkrankte 1979 an Leukämie. Er hatte bereits mehrere Wochen in der Klinik verbracht, als er mich in die Arme nahm und sagte: ›Mutti, es tut mir so leid, daß ich so krank bin und dir damit so viel Sorgen bereite.‹ Kai ließ Punktionen und Untersuchungen, Bestrahlungen und Infusionen über sich ergehen, aber sein Kummer war, daß er *mich* mit seiner Krankheit belasten könnte.

Er wollte sich bei mir entschuldigen. Seine Worte rüttelten mich wach und zeigten mir, daß der Weg, den ich bis dahin eingeschlagen hatte, nicht der richtige war. Ich hatte Kai mit meiner sorgen- und angstvollen Art nur belastet. Hatte ich aber nicht statt dessen die Aufgabe, meinen Sohn in einer so schweren Zeit zu entlasten? Ich hatte mich von meiner Angst und meinem Schmerz überwältigen lassen und war schon durch Kleinigkeiten aus der Fassung zu bringen. Mir war klar, daß ich *zuerst an mir selbst arbeiten* mußte, um Kai überhaupt eine Hilfe sein zu können. Das Wichtigste war wohl, daß ich mich mit der gefährlichen, vielleicht tödlichen Krankheit vertraut machen mußte.

Ich kann die Zeit, die uns noch bleibt, ausnutzen und genießen. Es gibt bestimmt viele Eltern, die mich um diese Zeit beneiden würden, weil sie ihr Kind durch einen plötzlichen Unfall verloren haben. Ich habe allen Grund, dankbar zu sein! Wie viele Stunden haben wir seit der Diagnosestellung glücklich und voller Lachen verbracht! Wir haben wirklich gelebt. Dieses relativ glückliche Leben ist aber nur möglich, wenn man sich nicht in Sorge und Grübeleien hineinfallen läßt. Würde ich jeden Morgen aufstehen und denken, oh Gott, wer weiß, wie lange mein Kind noch bei mir bleibt, würden sich meine Kräfte rasch erschöpfen. Also stehe ich mit Gedanken auf, daß Kai noch bei mir ist und wir den Tag noch vor uns haben. Würde man sich die negativen Dinge immer im voraus ausmalen, wäre man nicht mehr fähig, sich ausschließlich um den heutigen Tag zu kümmern. Nur der heutige Tag zählt, ihm können wir vielleicht mit Liebe, Geduld und Einfühlungsvermögen ein paar schöne Stunden entreißen. Es gab aber auch Stunden, in denen ich mich nicht immer an diese kleine Regel halten konnte und wollte. Immer, wenn es Kai nicht gut ging und er unter Schmerzen und Übelkeit litt, dachten wir an das Morgen: ›Morgen wird es dir besser gehen, denn es bleibt ja nicht immer so.‹ – Es gibt doch immer wieder bessere Zeiten, ›morgen geht es bergauf‹. Das ist jedoch die einzige Zeit, in der ich an morgen dachte und denken werde.

Man findet schnell heraus, was einem in dieser Zeit hilft. Für mich waren all die Bücher wichtig, die ich gelesen habe. Ich habe von den Menschen gelernt, die den gleichen Weg wie ich gehen mußten. Ich konnte fast aus jedem Buch etwas für mich gewinnen: Einen Ratschlag anderer Mütter oder Ärzte oder ganz einfach das Gefühl, daß andere Eltern auch mit der Krankheit leben konnten und das Beste daraus gemacht haben. Mein Sohn und ich finden immer eine Beschäftigung (Töpfern, Malen, Witze erzählen, Geschichten erfinden, Basteln), daß uns gar keine Zeit mehr bleibt, endlos über die Krankheit zu grübeln. Wir verrichten die Hausarbeit gemeinsam. Mein Sohn ist mittlerweile sehr stolz auf seine Kochkünste und ist froh, daß er mich versorgen kann, wenn ich einmal krank werde. Für uns sind all die kleinen Arbeiten eine Hilfe.

Das Wichtigste ist aber: Wir sind nicht allein. Es gibt viele Menschen, die um Kai kämpfen und für uns beide da sind.«

Normale Reaktionen von Eltern, die sich mit dem möglichen Verlust ihres Kindes auseinandersetzen müssen

So wie damals, als Sie vom Arzt erfahren haben, daß Ihr Kind Krebs hat, ist auch das Gespräch, in dem Ihnen der Arzt sagen muß, daß gerade Ihr Kind wahrscheinlich nicht geheilt werden kann, ein furchtbarer Schlag. Wie damals beginnen auch jetzt wieder die Gedanken in ihrem phasenhaften Ablauf auf Sie einzustürzen, die KÜBLER-ROSS an Sterbenden beobachtet und beschrieben hat:

Das Nicht-wahrhaben-Wollen:
»Das kann doch nicht wahr sein«, »Das kann ich nicht glauben, es kann nur ein Traum sein«, »Nein, das gibt es nicht«, »Vielleicht hat sich der Arzt doch geirrt«.

Der Zorn:
»Warum gerade mein Kind?« Die verständliche Wut, vielleicht Haß auf die Ärzte, die gerade Ihr Kind nicht heilen können. »Hätten wir nicht lieber doch zu einem anderen Arzt gehen sollen?« »Warum haben die Ärzte das Kind so lange gequält, wenn es jetzt doch sterben muß?« »Vielleicht haben die Ärzte doch etwas versäumt?« – Uns Ärzten und Schwestern bekannte und gut verständliche Gedanken, Gedanken, die wir erkennen, auch dann, wenn sie nicht so direkt ausgesprochen wurden und die wir mit zunehmender Erfahrung auch gut verstehen können. Geht es uns doch nicht anders als Ihnen, wenn wir selbst einen geliebten Menschen verlieren müssen oder verloren haben.

Das Verhandeln mit sich selbst
Mit Gott, mit den Ärzten: »Das Geld soll keine Rolle spielen, wir verkaufen alles, was wir haben, die Arbeitskollegen würden uns helfen, vielleicht gibt es in den Vereinigten Staaten doch noch Hilfe.« »Lieber Gott, mach' ihn wieder gesund, ich tue alles, was Du willst, ich fahre nach Lourdes...« »Bitte rufen Sie doch noch den Naturheiler aus... an, erst vor kurzem stand in der Illustrierten, er hat so viele geheilt, die schon aufgegeben waren.«

Die Depression:
»Es hilft ja alles nichts mehr.« Müdigkeit, Apathie, Verzweiflung.

Die Zustimmung:

Ja, auch die Zustimmung kommt irgendwann. »Das Kind soll Ruhe haben«, »Wenn es nur keine Schmerzen hat« (wir tun alles, um diese zu vermeiden), »Der Tod könnte eine Erlösung sein.«

Dies sind die Phasen, die KÜBLER-ROSS an Sterbenden beobachtet hat und die auch wir Überlebenden nicht immer in der Reihenfolge, nicht immer in der gleichen Stärke durchlaufen müssen, wenn wir im Begriff sind, einen geliebten Menschen zu verlieren oder wenn wir ihn schon verloren haben. Jede Phase, die Sie durchlaufen, ist *normal* und gut verständlich. So mancher Arzt, so manche Krankenschwester hat sie selbst durchlaufen.

Das Schwierige für Sie, die Eltern, ist, daß Sie sich nach dem Gespräch mit dem Arzt weiter dem Leben stellen müssen, auch wenn der Boden unter den Füßen wegzurutschen scheint. Wie soll man nun dem kranken Kind gegenübertreten, die Geschwister vorbereiten, den Partner nicht vergessen? Es ist kaum vorstellbar, daß es, wie viele Eltern bewiesen, zu schaffen ist.

Vor vielen Wochen hat sich Kais Mutter in gleicher Weise schwach, und hilflos gefühlt. Sie glaubte, die kommenden Tage nicht zu überstehen. Jetzt sieht sie es als ihre wichtigste Aufgabe an, ihr Kind glücklich zu machen, denn:

Auch jetzt gibt es Zeiten, die das Kind genießen kann

Kais Mutter hat recht, gerade jetzt ist das Kind auf ihre Phantasie angewiesen. Wenn es ihm gut geht, fährt sie mit ihm ins Kino, damit er über die lustigen Zeichentrickfilme lachen kann. Der Geburtstag wird mit vielen Freunden gefeiert, und sie denken sich Spiele aus, an denen er von seinem Bett aus teilnehmen kann. Im Krankenhaus hat er gelernt, Scherenschnitte anzufertigen und zu töpfern. Wenn ihm kaum mehr etwas schmecken will, kocht die Mutter in der Stationsküche seine Lieblingsspeise, und sie zählen, wer die meisten Spaghetti ißt. Er bespricht eine Kassette mit Witzen, die er selbst erfunden hat, und unterhält damit die Station. Am schönsten sind die »gemütlichen« Abende, dann sitzen Mutter und Kind beieinander und erzählen sich Geschichten. Zum Zeitvertreib lösen sie Preisausschreiben, aber da der Knabe nie etwas gewinnt, packt die Mutter selbst Päckchen und schickt sie an das kranke Kind, das ganz stolz ist, wieder einmal die richtige Lösung des Preisrätsels gefunden zu haben.

Das sterbende Kind – seine Auseinandersetzung mit der Krankheit

Besonders schwer wird die Begleitung des Kindes für die Eltern, wenn das Kind zu verstehen gibt, daß es um seine Bedrohung weiß. Es ist kaum mehr aufzuheitern, selbst die lustigsten Spiele sind nicht mehr interessant. Gelegentlich müssen die Eltern darüber hinaus verkraften, daß ihr Kind sie in seiner Hilflosigkeit beschimpft, ihre Zuneigung ablehnt und sich zurückzieht.

Als es der vierjährigen Birgit zunehmend schlechter ging, wollte sie kaum mehr mit Vater und Mutter sprechen. Ihr Zähneknirschen war die Antwort auf alle Liebkosungen der Eltern. Die mitgebrachten Lieblingsspeisen ließ sie täglich auf dem Nachttisch kalt werden. Als sie zum Zeitvertreib für sich und die Geschwister Weihnachtsgeschenke aussuchen sollte, fand sie nur für sich selbst nichts Passendes mehr, weil »sie jetzt nichts mehr braucht«. Immer wieder fragt sie: »Was bin ich denn jetzt eigentlich, krank oder gesund? Warum brauch' ich die Spritzen? Wo ist das Krebserl, wenn ihr es herausoperiert habt? Warum könnt ihr es mir nicht zeigen?«

Begleitung des sterbenden Kindes

»In den schweren Stunden, der besonders schwierigen Krankheitsphase ist die Anwesenheit der Angehörigen noch notwendiger als sonst. Die Einfühlung in die Situation des kleinen Patienten wird immer schwieriger und doch immer notwendiger«, schreibt der Vater des 13jährigen Georg. Wichtiger als das Gespräch ist jetzt die Hand der Mutter, des Vaters, die dem Kind die Gewißheit gibt, daß es nicht alleine ist. Die 20jährige Waltraud fand in der Betreuung durch die Eltern und die Geschwister so viel Ruhe, daß sie ihre Beschwerden kaum mehr wahrnahm. Sie konnte sich fallen lassen und wußte, daß sie gehalten wurde. Wenn Freunde, Eltern und Geschwister zur Tür hereinkamen, ging ein Strahlen über ihr Gesicht. Schmerzen und Fragen traten in diesen Stunden so sehr in den Hintergrund, daß sie kaum mehr geäußert wurden.

Die Betreuung kann aber auch einmal darin bestehen, das sterbende Kind allein zu lassen: Wir alle wollen, wenn wir wissen, daß wir uns von den Menschen, die wir gerne haben, trennen müssen, jede Sekunde ausschöpfen. Es ist kaum zu ertragen, wenn gerade ein Kind äußert, daß es jetzt allein sein möchte und die Mutter aus dem Zimmer hinausschickt. Die kleine Birgit bat am Abend die Mutter darum, nach Hause zu gehen. Als die

Mutter ihr sagte, sie komme am nächsten Morgen so früh als möglich zurück, war die Antwort des Kindes: »Ich glaube, du brauchst nicht mehr wiederzukommen.« Wenige Stunden später starb das Kind. Die Mutter hat uns ihr Verhalten erklärt: »Die Birgit war ein ganz eigenständiger Mensch. Ich habe immer versucht, auch ihre Wünsche ernstzunehmen. Deshalb konnte ich auch in dieser Situation nicht anders handeln, auch wenn mir vor der Zimmertür Tränen übers Gesicht liefen. Ich mußte über meinen Schatten springen und das Kind wichtiger nehmen als mich selbst.«

Hat das Kind um seine Bedrohung gewußt? Wollte es die Mutter schützen? Wir wissen es nicht. Im *»Kleinen Prinz«* beschreibt der Schriftsteller ANTOINE DE SAINT-EXUPÉRY eine ganz ähnliche Situation. Aber er zeigt auch, daß der Freund, der zurückbleibt, getröstet wird: »Ich kam gerade rechtzeitig, um mein kleines Kerlchen von einem Prinzen in den Armen aufzufangen. Ich hatte ihm die Schläfen genetzt und ihm zu trinken gegeben, und jetzt wagte ich nicht, ihn weiter zu fragen. Er schaute mich ernsthaft an und legte seine Arme um meinen Hals: ›Ach ich werde heute nach Hause zurückkehren. Das ist viel weiter, das ist viel schwieriger. – Diese Nacht, weißt du, komm nicht. Es wird so aussehen als wäre ich krank, ein bißchen als stürbe ich. Das ist so. Komm das nicht anschauen. Es ist nicht der Mühe... Ich werde dich nicht verlassen.‹ Aber er war voll Sorge. Ich habe es nicht gesehen, wie er sich in der Nacht lautlos auf den Weg machte. Er war lautlos entwischt. Als es mir gelang, ihn einzuholen, marschierte er mit raschem, entschlossenem Schritt dahin. Und er nahm mich bei der Hand. Aber er quälte sich noch: ›Du hast nicht recht getan. Es wird dir Schmerzen bereiten. Es wird aussehen, als sei ich tot, und das wird nicht wahr sein. Du verstehst, es ist zu weit, ich kann diesen Leib da nicht mitnehmen. Er ist zu schwer. Aber er wird da liegen wie eine alte verlassene Hülle. Man soll nicht traurig sein um solche alten Hüllen... Laß mich einen Schritt ganz alleine tun – Und wenn du dich getröstet hast (man tröstet sich immer), wirst du froh sein, mich gekannt zu haben. Du wirst immer mein Freund sein.‹«

Nach dem Tod des Kindes

Die Eltern

Der Schmerz der Eltern scheint unerträglich. Sie wissen kaum, wie sie weiterleben sollen. Die Tage waren ausgefüllt mit den Besuchen im Krankenhaus, den Sorgen um das kranke Kind. Was soll man jetzt mit sich anfangen? Auf der Suche nach Möglichkeiten, die Trauer um das Kind zu bewältigen und in das Leben zurückzukehren, sind wir auf das Buch von H. Schiff gestoßen, die beschreibt, wie sie den Verlust ihres Sohnes Robby ertragen lernte. Vielleicht kann Ihnen die Erfahrung dieser Frau ein wenig Hilfe sein:

»Zu Anfang ist es nicht leicht. Allzuoft müssen wir gegen das natürliche Aufwallen unseres Schmerzes kämpfen und gleichzeitig gegen das Verlangen, diesem Schmerz nachzugehen. So wie sich ein Blinder in einer neuen Umgebung allein zurechtfinden muß, so mußt du für dich allein Ausgewogenheit von Lachen und Weinen suchen. Für den einen mag das so aussehen, daß er sich für eine Stunde am Tag von seinem Kummer zu lösen vermag, während ein anderer gerade die Zeit braucht, um sich auszuweinen. Wichtig ist, daß beides getan wird. Das erste Gefühl, das die Eltern bei der Nachricht vom Tod des Kindes befällt, ist das Gefühl einer Art von Betäubung. Ich erinnere mich noch gut, daß ich in jener schrecklichen Nacht das Gefühl hatte, es sei alles gar nicht wahr. Was geschehen war, hatte mit der Wirklichkeit nichts zu tun und schon gar nichts mit *meiner* Wirklichkeit. Es war etwa so ähnlich, wie wenn man Novocain ins Zahnfleisch gespritzt bekommt. Man spürt überhaupt nichts. Es kommt einem vor, als vollziehe sich alles bei einem *anderen* Patienten. Das Gefühl der Erstarrung hielt einige Tage an und kam in verschiedenen Wellen wieder. Auch Schmerz und Tränen kamen wie Gezeiten. Dafür kann man als Leidtragende nur dankbar sein. Wenn wir uns in jeder wachen Minute der Größe unseres Verlustes bewußt wären, dann würden wir gänzlich davon vereinnahmt und aufgefressen und könnten nie wieder heil werden. Ich war in der Woche nach Robbys Tod von einem mir gänzlich fremden Gefühl der Ergebung beherrscht. Wenn jemand zu mir sagte, ich solle mich setzen, dann setzte ich mich. Wenn jemand zu mir sagte, ich solle essen, dann aß ich. Normalerweise habe ich einen recht ausgeprägten Willen, ich benahm mich also gänzlich atypisch. Ich war im Grunde unendlich dankbar dafür, wenn man mir sagte, was ich zu tun hatte. Ich war zu stumpf, um für mich selbst denken zu wollen. Im Gegenteil, ich hatte Angst, daß das Gefühl der Betäubung schwinden und dem Schmerz Platz machen könnte – Am schlimmsten, viel schlimmer als die durchwachte Nacht war der Morgen. Jeden Tag mußte ich von neuem darum kämpfen, mich zum Aufstehen zu zwingen, wirklich jeden

Tag. Das ging so einige Monate, und es war mein schwerster Kampf. Ich glaube, nichts im Leben kann so zermürbend sein wie dieses tägliche Ringen um die Kraft zum Aufstehen. Wenn das schon soviel kostet, wieviel Energie bleibt denn noch für den Rest des Tages? Allmählich aber verschwand die Gleichgültigkeit. Und dann kam der Schmerz, ein tiefer, bitterer, schneidender Schmerz, der mich wie mit Messern durchfuhr. Selten nur ließ er für eine Weile nach. So eigenartig es klingt, ich glaube, daß der Schmerz der Anfang des Gesundungsprozesses war. In dieser Zeit hörte ich auf, mich von den Ratschlägen anderer Menschen leiten zu lassen und beschloß, wieder selbst zu denken. Was die Betäubung nicht vermocht hatte, brachte der Schmerz zuwege. Er versetzte mich rein physisch wieder in die Welt der Lebenden. Zwar war das Aufstehen am Morgen immer noch ein Problem. War ich aber einmal aus dem Bett, hatte der Schmerz auf mich etwa dieselbe Wirkung wie ein Glas Wasser auf einen Ohnmächtigen. Er machte mich wach, und ich wußte, daß der Tag mich fordern würde, daß ich mich um meine beiden anderen Kinder zu kümmern hatte und daß ich mit dem Leben fertig werden mußte. – Gerade in der Anfangszeit, auch wenn unser Schmerz noch so frisch und noch so groß ist, müssen wir schon ein paar Schritte aus unserem Trauerkokon heraus in das Land der Lebendigen tun. Wir sollen unsere Trauer nicht begraben, aber wir müssen solche positiven Schritte tun. Eine meiner ersten Taten in dieser Richtung war, daß ich etwa drei Monate nach Robbys Tod beschloß, einen Kuchen zu backen und auf die üblichen gekauften Backwaren zu verzichten. Dieses erste Backen fiel mir ausgesprochen schwer, und eine ganze Woche lang unternahm ich keinen weiteren Versuch, mich aktiv zu beschäftigen. Aber dann legte ich abends plötzlich eine Tischdecke auf, bevor ich die Teller hinstellte. Anstatt tiefgekühlte Pommes frites in den Topf zu werfen, machte ich einen Kartoffelbrei. Anstatt Würstchen aus der Dose zu reichen, machte ich einen Braten. Das war mein zweiter Versuch, und er hatte den Erfolg, daß ich es fertigbrachte, auch am nächsten Abend wieder ein vernünftiges Abendessen zu kochen. Es ist sehr wichtig, daß niemand diesen ersten Schritt versäumt. Unmittelbar nach Robbys Tod erschien mir der Gedanke, ich könne vielleicht noch längere Zeit leben, einfach entsetzlich. Denn ich konnte es mir nicht anders vorstellen, als daß sich nun bis in alle Ewigkeit zahllose Tage und Stunden aneinanderreihen würden, alle voller Schmerz und Jammer. Kein Mensch, der nicht erfahren hat, wie es ist, wenn das eigene Kind stirbt, hätte mich damals überzeugen können, daß es anders kommen würde. Ich hätte ihm einfach nicht geglaubt. Heute aber erlebe ich, daß ich und meine Familie leben und arbeiten und daß wir uns am Leben und dem, was es bringt, freuen. Damals hätte ich das alles für unmöglich gehalten. Aber ich kann versichern, daß es wahr ist.«

Die Geschwister

Die Eltern haben jetzt den gesunden Kindern gegenüber eine besondere Verantwortung. Sie müssen die Geschwister trösten, die ja, je jünger sie sind, um so weniger verstehen können, daß das kranke Geschwisterkind nie mehr nach Hause kommen wird, um mit ihnen zu spielen. Es kostet ungeheuer viel Kraft, die gesunden Kinder zu begleiten, wenn man selbst hilflos und verzweifelt ist. Aber die überlebenden Kinder dürfen nicht noch zusätzlich zum Verlust des Geschwisters die Verlassenheit durch Vater und Mutter erleben, die in ihrem Schmerz verstummen und keine Möglichkeit finden, sich ihren Kindern zuzuwenden. Das Leben der Kinder ist durch den Tod zerrissen. Ohne Verständnis und Zuwendung der Eltern können sie kaum mehr Ruhe und Geborgenheit finden. Alle Fürsorge, die früher das kranke Kind beansprucht hat, brauchen jetzt die gesunden Geschwister. Sie haben ein Recht darauf, daß die Eltern nicht vor Kummer blind werden, sondern sich trotz ihres Kummers jetzt um ihre gesunden Kinder kümmern.

Die Geschwister werden, besonders wenn sie noch klein sind, von einer Fülle von Fragen gequält: Wohin hat man die Schwester gebracht? Ist sie für immer tot? Warum ist sie gestorben? Was ist das überhaupt: *tot?* Ist das so ähnlich wie Einschlafen? Hinzu kommt die Angst, man wache auch irgendwann einmal nicht mehr auf und sei dann ganz alleine.

»Ist das jetzt eher lustig oder traurig, daß die Birgit tot ist«, fragt der siebenjährige Michael und zeigt damit, daß er gar nicht begreifen kann, was geschehen ist.

Ein Rezept, wie Sie gerade Ihren Kindern helfen können, kann Ihnen niemand geben. Jedes Kind hat seine ganz eigene Vorstellungswelt, der alle Erklärungen angepaßt werden müssen. Auch von daher kann die Frage, ob die Geschwister an der Beerdigung teilnehmen sollen, nicht allgemeingültig beantwortet werden.

Der *siebenjährige* Michael war beruhigt, als er seine Schwester im Sarg liegen sah. »Sie sah so lieb und schön aus«, daß der Anblick keine Angst in ihm auslöste. Nach den Gesprächen mit den Eltern war er ganz sicher, daß es der Birgit jetzt auf jeden Fall gut geht. In seiner Vorstellung war die Schwester ein Stern, der direkt über dem Haus steht und leuchtet. So konnte er selbst die Erwachsenen trösten: »Ich weiß, es ist sehr schlimm, wenn man jemanden sehr lieb gehabt hat, und er ist nicht mehr da. Man ist dann sehr traurig. Aber ich werde dir, wenn es dunkel ist, den Birgit-Stern zeigen, dann freust du dich.«

Die *vierjährige* Karin hat ihre Mutter nach dem Tod des Bruders jeden Tag auf den Friedhof begleitet. Schon am Friedhofsportal ruft sie dem Bruder zu: »Jürgen, hier bin ich!« Sie erzählt ihm alles, was sich in der Zwischenzeit ereignet hat. Zu Hause kann sie mit seinen Spielsachen spielen, weil der große Bruder das ja ohnehin erlaubt hätte. Sie kann mit ihrer Mutter weinen und sprechen, weil sie weiß, daß ihre Fragen beantwortet werden. Sie fühlte sich nie überflüssig wie der Bruder Robbys, von dem H. Schiff berichtet: »Wie oft habe ich in meinem Zimmer geweint. Ich sehnte mich danach, daß mich jemand ernst nahm und mit mir redete. Aber immer, wenn ich mit dir oder Vati über Robby sprechen wollte, hatte ich das Gefühl, ich fiele euch zur Last. Ich hätte so dringend nötig gehabt, daß Vati oder Mutti mit mir über Robby redeten und sich wirklich Zeit genommen hätten. Statt dessen war unser Haus ständig voller Leute.«

Besonders jetzt müssen die Eltern erkennen, daß die gesunden Kinder *ganz eigene Persönlichkeiten* sind. Sie wollen nicht mit dem toten Kind verglichen werden, das immer so lieb und schön war. Gesunde Kinder wollen lachen, singen und laut spielen und brauchen dazu auch die Ermunterung durch die Eltern. Viele Eltern stellen nach dem Tod eines Kindes besonders schöne Fotos des verlorenen Kindes in der Wohnung auf, versäumen aber, den lebenden Kindern einen gleichen Platz einzuräumen und vergrößern dadurch ungewollt den Schmerz der gesunden Kinder, die leicht auf den Gedanken kommen können, weniger geliebt und behütet zu sein.

Der erste große Schmerz scheint alle Reserven aufzubrauchen. Aber um der gesunden Kinder willen müssen die Eltern lernen, sich wieder dem Leben zu öffnen, damit kein Kind fragen muß: »Können wir jetzt noch Weihnachten feiern?«

Möglichkeiten der Hilfe

Nach dem Tod des Kindes das Leben wieder leben zu lernen ist schwer. Manchem von Ihnen mag ein Gespräch mit dem behandelnden Arzt Ihres Kindes helfen, das Sie auf jeden Fall führen sollten, um für Sie offene Fragen abzuklären. Gespräche mit Eltern, die das gleiche Schicksal hatten, können, wie auch H. Schiff betont, sehr hilfreich sein. Für manche Mutter, manchen Vater, auch manches Geschwisterkind mag jedoch die Bewältigung des Verlustes so schwer sein, daß sie durch eigene Kraft kaum möglich ist. Scheuen Sie sich bitte nicht, sich selbst, Freunden, einem Priester oder einem Psychotherapeuten einzugestehen, daß Sie Hilfe brauchen. Dieser Schritt kann Ihnen und Ihrer Familie Jahre schenken, die ohne Hilfe vielleicht freudlos verstrichen wären.

Geistlicher Beistand und Trost*

Ich brauche und kann Gott nicht entschuldigen, wenn in seiner Welt auch Kinder an Krebs erkranken.

Jedes einzelne Schicksal ist für das erkrankte Kind, seine Familie und die Mitbetroffenen schlimm, oft unsagbar schlimm. Der Glaube erspart und vermindert nicht eigentlich die Härte, in der alle Beteiligten an einem solchen Schicksal mit der Frage nach dem *Warum* konfrontiert werden.

In einem Ratgeber für Eltern tumorkranker Kinder muß sich darum der Seelsorger der Frage stellen, ob der Glaube Kraft gibt zum Leben und Sterben, zur Heilung und zum Abschiednehmen, zur Solidarität und zur Nähe auch in Situationen, die einen Vater und eine Mutter hilflos machen und Arzt, Schwester und Seelsorger überfordern können. Gibt es Verlaß auf einen Gott, der mitgeht, auch dort noch, wo einer den anderen allein lassen muß?

Ich möchte Ihnen einiges davon mitteilen, wie mich als Krankenhausseelsorger die Frage nach dem *Warum*, die Frage nach der Bewältigung des Leids, das mit einer lebensbedrohlichen Erkrankung auf einen Patienten, seine Familie und Freunde und auch die Mitarbeiter im Krankenhaus zukommt, beschäftigt und betroffen macht, und welche Erfahrungen ich gesammelt habe, was denn, wenn überhaupt etwas, helfen kann.

Als Christ erlebe ich Leid nicht anders als jeder andere Mensch: Ich wehre mich dagegen. Jesus, der dem Leid nicht ausgewichen ist, auch wo es ihn selber am Kreuz über seine Kräfte getroffen hat, hat deutliche Zeichen gesetzt, daß er sich mit dem Leid um ihn herum und bei ihm selbst nicht einfach abfindet und es teilnahmslos, resigniert oder gar leidensselig hinnimmt. Vielmehr kämpft er gegen die Bedrohung des Menschen durch das Leid, das Krankheit und Sterben ihm zufügen und gegen die Gefährdung der Würde des Menschen, die damit verbunden ist.

In der Religion hat der Mensch seit Menschengedenken Antwort auf die Frage nach dem Woher und Warum und Wozu von Leid, Krankheit und Tod gesucht. Das Evangelium hat mit der Person und Auferstehung Jesu Christi eine Antwort gegeben, die immer wieder Menschen überzeugt und ihnen geholfen hat, in der Würde der Kinder Gottes zu leben, zu leiden und zu sterben. Als Seelsorger erlebe ich aber auch, daß in Krisensituatio-

---

* Pfarrer Dr. Hans Duesberg, Elisabeth-Krankenhaus Neuwied.

nen die Kraft zu hoffen, zu vertrauen, sich zuzuwenden, also die Kraft des Glaubens mit hineingerät in den Prozeß der Auseinandersetzung mit dem Krankheitsschicksal eines von uns geliebten Kindes. Eltern, die Angst haben müssen, daß Gott ihnen ihr Kind nimmt, müssen meist erst mühsam lernen, mit diesem Gott (wieder) vertrauensvoll umzugehen. Dem Seelsorger, dem die Aufgabe zufällt, Eltern und ihr Kind in solchen Situationen zu begleiten, geht es nach meiner Erfahrung nicht anders. Ich möchte einige mir ganz wichtig gewordene Zusammenhänge der Erfahrung des Glaubens in der Krankheit, auf dem Weg der Heilung und im Prozeß des Sterbens benennen:

Die Frage nach dem Warum – z.B. warum *mein* Kind eine so schreckliche Krankheit bekommen muß – kann mir nur Gott beantworten. Darum gilt für mich, daß ich diese Frage mit ihm besprechen muß, nein besprechen können möchte. Denn ich weiß, daß Leid auch sprachlos machen, verbittern, verzweifeln und resignieren lassen kann. Dieses Besprechen-Können wünsche ich mir auch für die Phase des Protestes, in der Enttäuschung und Auflehnung Gott gegenüber näher sind als das Gebet: Herr, Dein Wille geschehe. Gott ist auch und sogar an erster Stelle derjenige, dem ich meine Zweifel an der Güte seiner Welt und dem Sinn von Krankheit und Tod mitteilen möchte. Wenn ich überlege, was mir an der Beziehung zu Gott in Krankheit und Not besonders wichtig ist, dann dies, daß Gott eine Klagemauer ist, an der mich niemand stören darf, meine Tränen zu weinen. Die Bibel sagt uns: Gott geht mit, er ist für uns da, und sie klammert da keine Lebenssituation aus. Darum möchte ich Sie ermutigen, es auch in auswegslos erscheinenden Situationen mit ihm zu probieren, auch in der Verzweiflung an ihm festzuhalten.

Verhandeln Sie mit Gott um das Leben Ihres Kindes, protestieren Sie wie Hiob, wenn andere vorschnell wissen, warum Ihr Kind und Ihre Familie ein so schweres Schicksal trifft, klagen Sie wie Rahel, die sich nicht trösten läßt – um nur ein paar eindrucksvolle Situationen aus der Heiligen Schrift zu erwähnen, die uns ermutigen, auch die Schattenseiten unseres Erlebens mit Gott zu teilen.

Die tröstende Botschaft von dem Herrn, der bei uns ist alle Tage bis an der Welt Ende, kann ich nur glauben, wo ich selbst bereit bin, sie zu bezeugen. Dazu muß ich selbst mitgehen und dasein für einen Leidenden und ein bestimmtes Maß an Mitleiden auf mich nehmen. Ohne Solidarität und Nähe, die manchmal hilflos Mitaushalten, manchmal Aggressivität gegenüber dem Leiden, und dann wieder Miterleben und Mitermöglichen von Trost und neuer Hoffnung sein wird, kann ich einem Kind nicht erzählen: Gott wird dich nicht allein lassen, er hat dich gern.

Theologen haben das anspruchsvolle Wort geprägt vom Sakrament der Begegnung. Ich möchte sagen: Wo Eltern mit ihrem lebensbedrohlich erkrankten Kind durch die Abgründe von Leid, Enttäuschung, Traurigkeit, Protest und Verzweiflung hindurchgehen, dort vermitteln sie ihm die Wahrheit und Glaubwürdigkeit der Botschaft, daß Gott wirklich mitgeht und daß das nicht nur fromme Worte sind.

Auch Verleugnung und Aggression auf seiten der Eltern und ihres Kindes kann Ausdruck von Glaube sein, an dem man festhält im Zweifel, den man trotzig Gott gegenüber verteidigt: »So darfst du, Gott, es nicht mit uns machen!« Oder in dem man drohend sagt: »Ich kann dir auch die Freundschaft kündigen. Ich kann nicht mehr.« Ich erlebe so viele Angehörige, auch von Kindern, die meinen, bei ihren Patienten immer stark sein zu müssen und nichts von der Angst zu äußern, die ihnen ins Gesicht geschrieben ist, oder keine Tränen zu weinen. Was ich immer wieder erfahren habe, ist, daß verleugnete Angst und verleugnete Trauer nicht schon Hoffnung und Mut machen. Das erste, was ich in diesem Zusammenhang wichtig finde, ist, daß jeder Betroffene sich sein Bedürfnis, die schlimme Wahrheit zu verharmlosen, zugestehen soll und, wenn er es braucht, auch vor der Härte dieser Wahrheit eine Zeitlang fliehen mag. Denn der Helfer muß auch auf sich Rücksicht nehmen: Er kann keinen Mut machen, wenn er selbst mutlos ist. Auch werde ich nicht jederzeit der beste Helfer meines Kindes sein, manchmal wird ihm ein andrer näher sein – eine Schwester auf Station, vielleicht der große Bruder. Aber es wird die Zeit kommen, in der ich als Vater ihm wieder ein guter Helfer bin, wenn ich mir selbst zugestehe, meinen Weg ehrlich und ohne mich zu überfordern mit dem erkrankten Kind mitzugehen.

Und das zweite ist, daß der Patient oft mehr und früher schon etwas von der Wahrheit mit mir teilen möchte, unter die Gott sein Leben gestellt hat und die zu teilen mir vielleicht noch zu schwer ist. Gerade schwerkranke und sterbende Kinder können oft reifer und bereiter sein, sich dem Unvermeidlichen zu stellen und es positiver anzunehmen, als ihre Helfer dies (schon) vermögen.

Ich möchte allen Betroffenen sagen, daß wir uns nicht zu wundern brauchen, wenn jeder Zeit und Zeiten braucht, in denen er verdrängt, was er sonst nicht ertragen könnte. Andererseits ist es aber auch immer wieder gut, den Impulsen zu folgen, die einem Mut machen, mit dem Kranken einen Schritt weiter zu gehen im Verarbeiten der Belastungen des Krankheitsschicksals. Denn auch das habe ich immer wieder erfahren:

»Die Wahrheit wird euch freimachen«, wie es das Johannes-Evangelium formuliert.

Wenn es einen Grund gibt anzunehmen, daß Gott auch Sie mit dem Ihnen zugemuteten Schicksal nicht überfordert, dann ist es meiner Erfahrung nach der Grund, den das Evangelium nennt: Gottes liebende Sorge. »Das ist eine Hoffnung, das ist ein Glaube nur«, werden viele sagen. Aber für diesen Glauben gibt es keine Beweise, wie es keine Garantie zur Heilung oder einen gnädigen Tod gibt. Hat es Sinn, mit dem letzten Einsatz zu kämpfen, alle Chancen zu nützen, daß ein Kind von seinem Krebsleiden geheilt wird, hat es Sinn, dem unumkehrbar gewordenen Sterbeprozeß seinen Lauf zu lassen und jetzt alles zu tun, um aus dieser letzten und kostbarsten Zeit das Beste zu machen und dann ein geliebtes Leben herzugeben? Um diese Fragen kommt keiner herum, weder der Glaubende noch der Nichtglaubende.

Ich habe das Evangelium immer wieder erlebt als eine Kraft, die andere und mich frei gemacht hat zu helfen, mit äußerstem Einsatz gegen die Krankheit und ihre Bedrohung zu kämpfen, aber auch Leid und Sterben anzunehmen als Verfügungen Gottes, die ihren Sinn erst auf dem Weg des Erlebens und der gläubigen Verarbeitung freisetzen und im Weg Jesu eine unüberholbare Hoffnung haben.

Als Seelsorger möchte ich schließlich darauf hinweisen, daß der Glaube Formen der Hilfe anbietet: Gebet und Sakrament. Oft gibt einem erst das im Beten gesprochene Wort den Mut, das Letzte zu sagen, was wir Gott und einander sagen wollen, und die Offenheit, es zu hören. Oft verdichtet sich die Erfahrung, wie unser Leben wirklich ist, in Gebet und Sakrament, denen wir auf dem Weg der Begleitung eines Kranken immer wieder ihren guten Platz geben sollten.

Wichtig scheint mir, daß wir einander nicht allein lassen, wenn wir wünschen, daß heute unser schwerkrankes Kind und vielleicht morgen wir selbst die Erfahrung machen wollen: Gott läßt uns nicht im Stich, er ist bei uns.

Dank

Wir danken den Kindern und ihren Eltern, deren Vertrauen uns geholfen hat, sie und ihre Nöte verstehen zu lernen. Wir danken jenen Menschen, die uns auf unserem jahrelangen Weg begleitet haben: Dies sind die Kinderkrankenschwestern der Station E 9 der Universitäts-Kinderklinik Wien und Herr Dr. OLAF ARNE JÜRGENSSEN, jetzt Chefarzt in Wiener Neustadt.

Renate Richter dankt Herrn Professor Dr. KARL HERMANN SPITZY, Wien, und Eva Pichler dankt Herrn Dr. phil. REINHARD LARCHER, Salzburg, ohne dessen jahrelange Unterstützung ihr Berufswechsel von der primär somatisch orientierten Medizinerin zur Psychotherapeutin für somatisch oder psychosomatisch Kranke nicht möglich gewesen wäre.

Die zweite Auflage dieses Buches ist unter persönlich sehr schwierigen Umständen entstanden. Für Verständnis und Geduld bedanken wir uns beim Verlag.

EVA PICHLER und RENATE RICHTER

Literatur-Verzeichnis
zum Kapitel »Können wir noch mehr tun für unser Kind?«

Steiner, R.: **Grundlinien einer Erkenntnistheorie der Goetheschen Weltanschauung mit besonderer Rücksicht auf Schiller.** Verlag der Rudolf Steiner-Nachlaßverwaltung, Dornach, GA 2

– **Wahrheit und Wissenschaft.** Verlag der Rudolf Steiner-Nachlaßverwaltung, Dornach, GA 3

– **Die Philosophie der Freiheit.** Verlag der Rudolf Steiner-Nachlaßverwaltung, Dornach, GA 4

– **Theosophie.** Verlag der Rudolf Steiner-Nachlaßverwaltung, Dornach, GA 9

Steiner, R., Wegmann, I.: **Grundlegendes für eine Erweiterung der Heilkunst.** Verlag der Rudolf Steiner-Nachlaßverwaltung, Dornach, GA 27

Sieweke, H.: **Gesundheit und Krankheit als Verwirklichungsformen menschlichen Daseins.** Philosophisch-Anthroposophischer Verlag, Dornach 1967

Weiterführende Literatur zu Einzelfragen der anthroposophischen Medizin:

Fintelmann, V.: **Intuitive Medizin.** Einführung in eine anthroposophisch ergänzte Medizin. Hippokrates Verlag, Stuttgart 1988

Onkologie im Spannungsfeld konventioneller und ganzheitlicher Betrachtung. Aktuelle Onkologie 48, Herausgeber: P. F. Matthiessen, Ch. Tautz, Zuckschwerdt Verlag, München 1988

Leroi, R.: **Misteltherapie.** Verlag Freies Geistesleben, Stuttgart 1987

Matthiessen, P. F.: **Der Krebs entwächst einem seelischen Mutterboden.** Zur künstlerischen Therapie bei Krebskrankheiten. Aus: Perspektiven 1/85.

Wolff, O.: **Anthroposophisch orientierte Medizin.** Verlag Freies Geistesleben, Stuttgart 1990

Specht, M. J., Tautz, Chr.: **Heileurythmie und Medizin.** Verlag Urachhaus, Stuttgart 1986

Die Gegenwart unseres Todes könnte die Zukunft des Lebens retten. Eltern berichten über die Krebserkrankung ihrer Kinder. Herausg. Chr. Tautz, M. Grüttgen, Verlag Urachhaus, Stuttgart 1990

Zum Thema »Krebs im Kindesalter«, eine Auswahl*

Deutsche Krebshilfe e.V.: **Krebs im Kindesalter.** Ein Ratgeber für Eltern. Kostenlos zu erhalten bei der Deutschen Krebshilfe, Thomas-Mann-Str. 40, 5300 Bonn 1.

Haas, Rainer J.; Kokoschka, Karin u. a.: **Knochenmarktransplantation.** Handbuch für Patient und Eltern. Hrsg.: Elterninitiative Intern 3 im Haunerschen Kinderspital e.V. München. Die Broschüre enthält die wichtigsten Informationen zu Knochenmarktransplantationen. Zu beziehen gegen eine Spende zur Deckung der Unkosten bei: Monika Beller-Wendling, Balduin-Heim-Str. 51, 8080 Fürstenfeldbruck.

Haas, Rainer J.; Graubner, Ulrike u. a.: **Leukämie im Kindesalter.** Ein Ratgeber für Eltern von Kindern mit Leukämie (COALL-03-85 Therapiestudie). Hrsg.: Elterninitiative Intern 3 im Haunerschen Kinderspital e.V. München. Zu beziehen gegen eine Spende zur Deckung der Unkosten bei: Monika Beller-Wendling, Balduin-Heim-Str. 61, 8080 Fürstenfeldbruck.

Hertl, Michael u. Renate Hertl: **Das kranke Kind.** Ratgeber für die Pflege zu Hause und bei Krankenhausaufnahme. Stuttgart 1991, TRIAS, DM 39,80.

Kremenz, Bernhard: **Leukämie. Was ist das?** Ein Buch für Kinder und Eltern. Erhältlich von: Abtl. für Hämatologie/Onkologie, Univ.-Kinderklinik, Albert-Schweitzer-Str. 33, 4400 Münster/Westf. (Schutzgebühr 5,–). Die Krankheitsbilder der Leukämien im Kindesalter und deren Therapie werden für Kinder verständlich erklärt.

* Weitere Bücher finden Sie in Buchhandlungen und Bibliotheken.

Petermann, Franz; Noeker, Meinolf und Udo Bode: **Psychologie chronischer Krankheiten im Kindes- und Jugendalter.** München/Weinheim: Psychologie Verlags Union, 1987 (ISBN 3-621-27042-8). Primär für Ärzte, Therapeuten und Pflegepersonal gedacht, aber auch als Hilfe für Eltern und alle, die mit diesen Erkrankungen umgehen. Ein Kapital befaßt sich speziell mit den Krebserkrankungen im Kindesalter. DM 38,–.

Was nun? Was tun? Ein Ratgeber für jugendliche Krebspatienten und ihre Freunde. Hrsg.: Deutsche Leukämie-Forschungshilfe – Aktion für krebskranke Kinder e.V. und Deutsche Krebshilfe e.V. Gegen eine Unkostengebühr von DM 8,– zu erhalten bei: DLFH-Dachverband, Joachimstr. 20, 5300 Bonn 1.

Erfahrungsberichte

Bergmann, Thomas: **Jeden Tag leben.** Hanna und Frederik haben Leukämie. Fotobilderbuch mit kurzen erklärenden Texten über die Behandlung von Leukämie im Kindesalter. Aus dem Schwedischen übersetzt von Heidrun Flüeler, Luzern: Kinderbuchverlag, 1989.

Bornbeck, Erma: **Guten Morgen, lieber Tag!** Kinder, die den Krebs besiegen. Aus dem Amerikanischen übersetzt und angepaßt für den hiesigen Gebrauch, stellt es ein Buch voll Mut und Hoffnung dar. Interviews von krebskranken Kindern und Jugendlichen aus Feriencamps und von Eltern dieser Kinder. Berg. Gladbach: Lübbe-Verlag, 1990 (DM 29,80).

Bruns, Ingeborg: **Das wiedergeschenkte Leben.** Tagebuch über die Leukämieerkrankung eines Kindes. Frankfurt: Fischer TB, 1987 (ISBN 3-596-2324-3). DM 9,80. Eine Mutter berichtet über den Krankheitsverlauf ihres Sohnes, der beim Rezidiv seiner Leukämie mit einer Knochenmarkstransplantation erfolgreich behandelt wird.

Gillespie, Joanne: **Joanne, eine Neunjährige besiegt den Krebs.** Aus dem Englischen übersetzt von Isabella Nadolny. Bergisch Gladbach: Bastei-Lübbe-Verlag, 1990. (ISBN 3-404-61179-9), DM 8,80. Ein neunjähriges Mädchen berichtet über ihre Krankheit (Hirntumor), die Behandlung und ihre Empfindungen. Eingeleitet wird dieser Bericht durch Ausführungen der Mutter.

Hughes, Monica: **Jäger in der Nacht.** München: Deutscher Taschenbuch Verlag. Aus dem Kanadisch-Amerikanischen übersetzter Bericht über einen jugendlichen Leukämiepatienten. Spannend für den Leserkreis ab 10 Jahren. (dtv junior 7879) DM 7,80.

Lowry, Lois: **Sommer, letztes Jahr.** Aus dem Amerikanischen übersetzt von Sibyl Gräfin Schönfeld. München: Deutscher Taschenbuch Verlag (dtv junior 7895), 1989, DM 6,80. Erlebnisbericht einer Jugendlichen über Krankheit und Sterben ihrer Schwester.

Reuter, Elisabeth: **Christian.** Ein Vorlese-Bilderbuch für jüngere Kinder über einen Jungen, der an Leukämie erkrankt. Als kindgerechte Einführung in das Thema gut geeignet. München: Ellermann-Verlag, 1989 (ISBN: 3-7707-6297-5) DM 22,–.

Tränen im Regenbogen Phantastisches und Wirkliches – aufgeschrieben von Mädchen und Jungen der Kinderklinik Tübingen. Tübingen: Attempto-Verlag, 1989 (ISBN 3-89308-049-X) DM 22,–.

Zur Frage nach Sterben, Tod und Trauer

Buckingham, Robert W.: **Mit Liebe begleiten.** Übers. aus dem Amerikanischen von Agnes Schaible-Rapp, München: Kösel-Vlg., 1987 (ISBN 4-486-34163-9), DM 34,–. Ratgeber für die Begleitung sterbender Kinder und ihrer Angehörigen.

Canacakis, Jorgos: **Ich sehe deine Tränen.** Trauern, klagen, leben können. Stuttgart: Kreuz-Verlag, 1988 (ISBN 3-7831-0877-2), DM 24,–. Wertvolle Hilfe für alle Trauernden.

Raimbault, Ginette: **Kinder sprechen vom Tod.** Klinische Probleme der Trauer. Frankfurt: Suhrkamp, 1980 (ISBN 3-158-10993-6). Die Psychoanalytikerin R. hat viele Gespräche mit Kindern über ihre Ängste und Vorstellungen vom Tod aufgezeichnet. DM 8,–.

Wölling, Marie Luise: **Barbara.** Ein Mädchen nimmt Abschied. München: Knaur, 1990. Die 15jährige Barbara muß lernen, mit dem Verlust ihres Bruders zu leben, der bei einem Verkehrsunfall umgekommen ist. Sie macht eine schwierige Zeit in ihrer Familie, Schule und im Freundeskreis durch.

Wölling, Marie Luise: **Hilf mir, ohne mein Kind zu leben.** Lebenshilfe für Eltern, Familienangehörige und alle, die den Tod eines Kindes verkraften müssen. Düsseldorf: Patmos, 1987 (ISBN 5258707), DM 18,–.

Zaevert, Ingrid: **Max, mein Bruder.** Würzburg: Arena Verlag, 1986 (ISBN 3-401-04154-1), DM 16,80. Ein Mädchen erlebt die Erkrankung und den Tod ihres Zwillingsbruders.

Kind im Krankenhaus

Die geheimnisvolle Villa. Ein Gedicht und 22 Geschichten zu einem Bild, erzählt von Kindern und Jugendlichen der Kinderklinik Tübingen. Tübingen, Attempto-Verlag, 1988, ISBN 3-921552-56-7. DM 15,80.

Janosch: **Ich mach dich gesund, sagte der Bär.** Zürich: Diogenes Kinderbuch Verlag, 1985 (ISBN 3-257-00649-7), DM 16,80. Ein »typisches Janosch-Bilder-Geschichten-Buch«, das helfen kann, die Angst vor Krankheit und Krankenhaus zu nehmen.

Hertl, Michael: **Ratgeber für Eltern bei stationärer Mitaufnahme im Kinderkrankenhaus.** Zu erhalten bei: Alete, Wissenschaftlicher Dienst, Postfach 800126, 8000 München 80.

Sonstige praktische Hinweise

Leben mit Krebs. Informationsbroschüre der Bundeszentrale für gesundheitliche Aufklärung, Postfach 919152, 5000 Köln 91 (kostenlos). Wertvolle Hinweise und Adressenangaben.

Kelly, Petra K.: **Das Ziel: der Kinderplanet.** Eine umfangreiche Broschüre, die ein Modell optimaler psychosozialer Versorgung von krebs- und chronisch kranken Kindern vorstellt und eine Übersicht über die parlamentarische und außerparlamentarischen Arbeit zur Verbesserung der Situation krebskranker Kinder gibt. Zu erhalten bei: Grace-P.-Kelly-Vereinigung. Petra K. Kelly, Postfach 410154, 5300 Bonn 1 (Schutzgebühr DM 5,–).

Sozialrechtliche Informationen. Alle wichtigen sozial- und steuerrechtlichen Hinweise für Familien mit einem krebskranken Kind, zusammengestellt vom Dachverband Deutsche Leukämie-Forschungshilfe – Aktion für krebskranke Kinder e.V. Zu beziehen bei: DLFH-Dachverband, Joachimstr. 20, 5300 Bonn 1. Bitte einen frankierten DIN-A5-Umschlag und 1,– DM in Briefmarken beilegen.

Wir. Eine Vierteljahresschrift für Familien mit einem krebskranken Kind. Zusammengestellt vom Arbeitskreis »Elternzeitung« des Dachverbandes DLFH. Zu beziehen über die einzelnen Elterngruppen; Informationen: Gerlind Bode, Redaktion, Joachimstr. 20, 5300 Bonn 1. Die Zeitung bringt Wissenswertes und Hilfreiches von und für betroffene Eltern, Kinder und Jugendliche, aber auch für Betreuer, Schwestern und Ärzte. Adressenliste aller Elternguppen wird regelmäßig überarbeitet.

Eine Literatur-Liste zum Thema »Krebs« ist zu erhalten bei: Bundeszentrale für gesundheitliche Aufklärung (BZgA), Postfach 910152, 5000 Köln 91.

»Literatur zur Krebsprävention« ist zu haben bei der Bundeszentrale für gesundheitliche Aufklärung e.V., Viktoriastr. 28, 5300 Bonn 2 (Tel.: 0228/361548).

Eine Liste **englischsprachiger Literatur** zum Thema »Krebs im Kindesalter« ist zu bekommen von: Candlelighters Childhood Cancer Foundation, 1901 Pennsylvania Ave. N.W., Washington, DC 20006, USA. Des weiteren ist bei derselben Adresse auch eine Bibliographie **spanischer Literatur** zu erhalten.

Eine englischsprachige Publikations-Liste für Professionelle auf dem Gebiet der Krebserkrankungen ist zu erhalten bei: National Cancer Institute, Office of Cancer Communications, Building 31, Room 10A24, Bethesda, Md. 20892, USA.

Die Aktion **Das fröhliche Krankenzimmer** gibt eine regelmäßig überarbeitete **Empfehlungsliste für Kinder im Krankenhaus** heraus. Zu erhalten von der Aktion im Haunerschen Kinderspital, Lindwurmstr. 4, 8000 München 2.

Adressen von Selbsthilfegruppen

Liste aller uns bekannten Elterngruppen
(* = Mitglied im Dachverband)

Bundesrepublik Deutschland

Aachen*
Förderkreis: Hilfe für krebskranke Kinder e.V., Kullenhofstr. 52, 5100 Aachen, Tel.: (0241) 86131

Augsburg*
Elterninitiative krebskranker Kinder Augsburg e.V., Vors.: Helga Berghammer, Postfach 110428, 8900 Augsburg 11, Tel.: (0821) 525407

Berlin*
Kinderhilfe – Hilfe für leukämie- und tumorkranke Kinder Berlin e.V., Vors.: Jürgen Schulz, Grimmelshausenstr. 29, 1000 Berlin 22, Tel.: (030) 3652596

Berlin-Buch (*)
Elterninitiative Berlin-Buch, Kontakt: Jürgen Kleemann, Ahrenshooper Str. 22, O-1093 Berlin

Berlin-Charite (*)
Kontakt: Uwe Cordes, Hennecker Str. 88, O-1142 Berlin, Tel.: (003372) 3324841
(*) = Mitglied der Kinderhilfe Berlin

Bonn*
Förderkreis für tumor- und leukämieerkrankte Kinder e.V., Vors.: Lutz Hennemann, Joachimstr. 20, 5300 Bonn 1, Tel.: (0228) 215131

Bottrop*
DLFH – Aktion für krebskranke Kinder, OV Bottrop e.V., Vors.: Helmut A. Spidlen, Bussardweg 8, 5885 Schalksmühle, Tel.: (02355) 3549/3470

Bremen*
Elternverein leukämie- und tumorkranker Kinder e.V., Vors.: Frau Müller, Osterholzer Möhlendamm 18, 2800 Bremen, Tel.: (0421) 424007

Chemnitz*
Elternverein krebskranker Kinder e.V. Chemnitz, Vors.: Günter Spielvogel, Alfred-Neubert-Str. 26, O-9051 Chemnitz

Coburg*
Elterninitiative krebskranker Kinder Coburg e.V., Vors.: Heike Kittel, Hutstr. 65a, 8630 Coburg, Tel. (09561) 36573

Datteln
Elterninitiative tumorkranker Kinder der Vestischen Kinderklinik Datteln, Frau Czelsik, Grullbadstr. 18, 4350 Recklinghausen, Tel.: (02361) 653611

Dortmund*
Elterntreff leukämie- und tumorerkrankter Kinder e.V., Vors.: Annelies Welzel, Tiefe Mark 37, 4600 Dortmund 41, Tel.: (0231) 483517

Dresden*
Förderkreis für krebskranke Kinder e.V. Dresden, Vors. Dr. Peter Liebig, Postfach 127, O-8019 Dresden, Tel.: 333460

Düsseldorf
Elterninitiative Kinderkrebsklinik e.V., Düsseldorf, Vors.: Ursula Zappey, Ohlauer Weg 14, 4000 Düsseldorf 12, Tel.: (0211) 279998

Ennepetal
»Henri Thaler e.V.«, Selbsthilfegr. f. Eltern krebskranker Kinder u. Jugendlicher, im Ennepe-Ruhr-Kreis, Vors.: Helga Thaler, Kalkstr. 17, 5828 Ennepetal, Tel.: (02333) 74847

Erfurt
Kontakt: Steffen Liebert, Ringbergstr. 15, O-6019 Suhl-Nord

Erlangen
Elterninitiative krebskranker Kinder, Erlangen e.V., Vors.: Marita Ulrichs, An der Klemm 18, 8555 Adelsdorf-Aisch, Tel.: (09195) 7421

Essen*
Elterninitiative zur Unterstützung krebskranker Kinder e.V., Vors.: Peter Hennig, Postweg 148, 4200 Oberhausen 11, Tel.: (0208) 644064

Frankfurt*
Hilfe für krebskranke Kinder Frankfurt e.V., Vors.: Helga von Haselberg, Komturstr. 4, 6000 Frankfurt 71, Tel.: (069) 671033/34

Freiburg*
Förderverein für krebskranke Kinder e.V. Freiburg, z. Hd. Gretel Sillmann-Richter, Mathildenstr. 4, 7800 Freiburg, Tel.: (0761) 275242

Gießen*
DLFH – Aktion für krebskranke Kinder e.V., Ortsverband Gießen, Vors.: Ingeborg Müller, Stettiner Ring 11, 6382 Friedrichsdorf, Tel.: (06172) 745000

Göttingen*
Elternhilfe für das krebskranke Kind Göttingen e.V., Vors.: Otfried Gericke, Zur Scharfmühle 68, 3400 Göttingen, Tel.: (0551) 795709

Greifswald

Greifswalder Förderkreis krebskranker Kinder e.V., Vors.: Walter Hanemann, Geschw.-Scholl-Str. 18, O-2120 Ueckermünde, Tel.: (0037) 9996 7524

Halle

Elterngruppe Kontakt: Renate Steinbach, S.M.-Kirow-Str. 36, O-4070 Halle

Hagen

Arbeitskreis krebskranker Kinder u. Jugendlicher im Dt. Kinderschutzbund, Riegestr. 19, 5800 Hagen 1, Tel.: (03131) 77588/ 77988

Hamburg

Eltern-Selbsthilfegruppe Hamburg, Fritz u. Rosemarie Groß, Groten Hoff 13, 2000 Hamburg 67, Tel.: (040) 6038487

Hamburg

Fördergem. zur Erforschung und Heilung von Krebskrankheiten bei Kindern e.V. Hamburg, Vors.: Dr. Hinrich Jenckel, Klosterstieg 15, 2000 Hamburg 13, Tel.: (040) 446655

Hannover*

Verein z. Förderung d. Behandlung krebskranker Kinder e.V., Vors.: Ulrike Baum, Brabeckstr. 56, 3000 Hannover 71, Tel.: (0511) 523656

Heidelberg*

DLHF – Aktion für krebskranke Kinder, Ortsverband Heidelberg e.V., Vors.: Gabriele Geib, Silcherstr. 17, 6921 Spechbach, Tel.: (06226) 40333

Heilbronn*

Elterninitiative für krebskranke Kinder Heilbronn, Peter Matt, Moltkestraße 86, 7100 Heilbronn, Tel.: (07131) 162531

Jena

Elternintitiative für krebskranke Kinder e.V. Jena, Kontakt: Dr. Susanne Grjasnow, Ebereschenstr. 14/453, O-6902 Jena-Lobeda

Kaiserslautern

Elterngruppe leukämie- und tumorkranker Kinder e.V., Gudrun Schulz, Tirolfstr. 27, 6750 Kaiserslautern, Tel.: (0631) 42735

Karlsruhe*

Förderverein für krebskranke Kinder Karlsruhe, Vors.: G. Bitterwolf-Knam, Neue Straße 12, 7551 Elchesheim-Illingen, Tel.: (07245) 4149

Kassel*

Verein für krebskranke Kinder Kassel e.V., Vors.: Chr. Holzenburg, Königstor 17, 3500 Kassel, Tel.: (0561) 68499

Kempten / Allgäu
Förderkreis für krebskranke Kinder im Allgäu e.V., Kontakt: F. u. G. Hartmann, Leutkircher Str. 24, 8900 Kempten, Tel.: (0831) 85755

Kiel
Förderkreis für krebskranke Kinder u. Jugendliche e.V., vors.: Holger Braun, Diesterwegstr. 34, 2300 Kiel 1, Tel.: (0431) 685823/551366

Koblenz*
Elterninitiative krebskranker Kinder Koblenz e.V., Vors.: Helma Kutzner, Marienstraße 54, 5424 Kamp-Bornhofen, Tel.: (06773) 667

Köln*
Förderverein für krebskranke Kinder Köln e.V., Vors.: Ulrich Ropertz, Ölbergstraße 20, 5000 Köln 41, Tel.: (0221) 4301433

Konstanz
Förderkreis krebskranker Kinder Konstanz, Kontakt: Petra Lubke, Breslauer Str. 6, 7750 Konstanz, Tel.: (07533) 5607

Krefeld*
Verein zugunsten krebskranker Kinder Krefeld e.V., Vors.: Klaus Duczek, Am Mühlenturm 60, 4234 Alpen, Tel.: (02802) 6484

Leer*
Elterninitiative für krebskranke Kinder u. Angehörige, Kontakt: A. u. H. Kroon, Fettpottsweg 27, 2959 Leer, Tel.: (0491) 71538

Leipzig*
Elternhilfe für krebskranke Kinder Leipzig e.V., Vors.: Renate Strohmann, Holbeinstr. 77, O-7031 Leipzig

Ludwigsburg
Elterngruppe für krebskranke Kinder und Jugendliche, Ludwigsburg e.V., Vors.: Ilse-Irmgard Dörges, Achalmstr. 6, 7141 Möglingen, Tel.: (07141) 482281

Ludwigshafen*
DLFH – Aktion für krebskranke Kinder OV Ludwigshafen, Vors.: Otto Spieske, Brucknerstr. 18, 6719 Eisenberg 3, Tel.: (06351) 3549

Lübeck
Lübeck – Hilfe für krebskranke Kinder e.V., Vors.: Edith Carstensen, Ziegelstr. 187e, 2400 Lübeck, Tel.: (0451) 893627

Lüneburg
Selbsthilfegruppe für Eltern mit krebskranken Kindern, Kontakt: Brigitte Feldner, Lerchenweg 14, 2125 Salzhausen, Tel.: (04172) 7527

Magdeburg
Magdeburger Förderkreis krebskranker Kinder e.V., Vors.: Dr. Gerhild Bartels, Am Stadtblick 30, O-3035 Magdeburg

Mainz

Förderverein für tumor- und leukämiekranke Kinder e.V., Vors.: Volker Nelgen, Am Linsenberg 14, 6500 Mainz 1, Tel.: (06131) 237234 / FAX: 233526

Mannheim*

DLFH – Aktion für krebskranke Kinder, OV Mannheim e.V., Vors.: Martin Stachniss, Im Wirbel 62, 6800 Mannheim 81, Tel.: (0621) 871968

Marburg

Elterninitiative für leukämie- und tumorkranke Kinder Marburg e.V., Vors.: Luitgard Kant, Jahnstr. 10, 3554 Gladenbach, Tel.: (06462) 7410

Minden*

Elternselbsthilfe krebskranker Kinder Minden, e.V., Vors.: Renate Oevermann, Tuchtanger 9, 4955 Hille, Tel.: (05703) 3912

Mönchengladbach*

Deutsche Leukämie-Forschungshilfe – Aktion für krebskranke Kinder, Ortsverein Mönchengladbach e.V., Vors.: John MacDonald, Odenkirchener Str. 289, 4050 Mönchengladbach 2, Tel.: (02166) 40907

München*

EKiKo Verein zur Förderung des Eltern-Kind-Kontaktes im Krankenhaus e.V., Gruppe krebskranker Kinder, Säckingenstr. 22, 8000 München 90, Tel.: (089) 647841

München*

Elterninitiative Intern 3 e.V., im Haunerschen Kinderspital, München, Vors.: Ernst Bauer, Birkenweg 7, 8062 Markt Indersdorf, Tel.: (08136) 1078

München*

Elterninitiat. krebskranker Kinder München e.V., Vors.: Richard Seifert, Kapuzinerstr. 31, 8000 München 2

Münster*

Verein zur Förderung krebskranker Kinder Münster e.V., Vors.: Hans-D. Strotmeyer, Am Borggarten 1 G, 4400 Münster-Wolbeck, Tel.: (02506) 1402

Nordenham

Hilfe für krebskranke Kinder »Fussel«, Vors.: Heiner Westphal, Sielstraße 30, 2890 Nordenham, Tel.: (04731) 5894

Nürnberg*

Elterninitiative krebskranker Kinder Nürnberg e.V., Vors.: P. Hübner, Hintere Cramergasse 19, 8500 Nürnberg 30, Tel.: (0911) 492209

Saarbrücken
Elterngruppe krebskranker Kinder Saarbrücken-Winterberg e.V., Vors.: Gerd Heckel, Johannisstr. 15, 6600 Saarbrücken, Tel.: (0681) 399725

Sankt Augustin*
Elterninitiative krebskranker Kinder St. Augustin e.V., Vors.: Herbert Löhr, Sonnenscheinstr. 10, 5210 Troisdorf, Tel.: (02241) 73661

Saarland*
Elterninitiative krebskranker Kinder im Saarland e.V., Vors.: Willy Lengler, Am Krämer 1, 6676 Mandelbachtal, Tel.: (06893) 5320

Schwerin
Elterngruppe krebskranker Kinder, Kontakt: Dr. Hannelore Schwarz, Goesewinkler Weg 23, O-2752 Schwerin

Siegen*
Elterninitiative für krebskranke Kinder Siegen e.V., Vors.: Manfred Ohrndorf, Adlerstr. 22, 5900 Siegen 21, Tel.: (0271) 83706

Stuttgart
Förderkreis für krebskranke Kinder e.V., Stuttgart, Vors.: Dr. Kl.-Peter Baatz, Büchsenstr. 22, 7000 Stuttgart 1, Tel.: (0711) 297356

Tübingen*
Förderverein für krebskranke Kinder e.V., Tübingen, Vors.: Dr. Wolfram Buff, Schwarzroßgäßle 10, 7950 Biberach/Riss, Tel.: (07351) 12829

Ulm
Förderkreis für tumor- und leukämiekranke Kinder Ulm e.V., Vors.: Edgar Raab, Eythstr. 12, 7900 Ulm/Donau, Tel.: (0731) 966090

Wiehl (Oberberg, Kreis)
Verein zur Selbsthilfe krebskranker Kinder u. Jugendl. – Elternverein Köln u. Umgebung e.V., Vors.: Gerlinde Schmidt, Oststr. 5, 5276 Wiehl-Oberbantenberg, Tel.: (02262) 1483

Wolfsburg*
»Heidi« Förderverein für krebskranke Kinder e.V. Wolfsburg, Vors.: Georg Stege, Reichenberger Ring 32, 3180 Wolfsburg 1, Tel.: (05361) 32243/927503

Würzburg*
Elterninitiative für leukämie- und tumorkranke Kinder Würzburg e.V., Vors.: Christel Lochner, Friedrichstr. 3, 8700 Würzburg, Tel.: (0931) 412844

Wuppertal*
Initiative für krebskranke Kinder e.V. Wuppertal, Vors.: Gabriele Jahn, Markusstr. 15, 5600 Wuppertal, Tel.: (0202) 506386

Österreich

Graz
Steirische Kinder-Krebshilfe, Dr. Hanischweg 4, 8010 Graz, Tel.: (0316) 302142

Hermagor
Kärnter Kinder-Krebs-Hilfe, Postfach 20, 6920 Hermagor, Tel.: (04282) 2156

Innsbruck
Tiroler Kinder-Krebs-Hilfe, Landhausplatz 1, 6020 Innsbruck, Tel.: (0512) 508423/424

Linz
Oberösterr. Kinder-Krebs-Hilfe, Reuchlinstr. 70, 4020 Linz, Tel.: (0732) 666997

Wals
Salzburger Kinder-Krebs-Hilfe, Walserstr. 441, 5071 Wals, Tel.: (0662) 852787

Wien
Dachverband der Österreichischen Kinder-Krebs-Hilfe Organisationen, St. Anna Kinderspital Wien, Kinderspitalgasse 6, 1090 Wien, Tel.: (0222) 4028899

Wien
Kinder-Krebs-Hilfe Wien, Elterninitiative krebskranker Kinder, St. Anna Kinderspital Wien, Kinderspitalgasse 7/5, 1090 Wien, Tel.: (0222) 4085090

sonstige praktische Hinweise

Sozialrechtliche Information für Eltern krebskranker Kinder

Zu beziehen beim

Dachverband der Österreichischen Kinder-Krebs-Hilfe Organisationen, St. Anna Kinderspital Wien, Kinderspitalgasse 6, 1090 Wien

Erklärung medizinischer Fachausdrücke

Abdomen
: Bauch

Abdomenleeraufnahme
: Röntgenübersichtsaufnahme des Abdomens. »Leer«, weil vorher kein Kontrastmittel gespritzt wurde

Actinomycin D
: Zytostatikum

Adenin
: eine Purinbase, Baustein der Desoxyribonukleinsäuren (DNS)

Adriamycin
: Zytostatikum

Alexan
: Zytostatikum (Cytosin-Arabinosid)

ALL
: akute lymphoblastische Leukämie

Amethopterin
: Zytostatikum (Methotrexat, MTX)

AML
: akute myeloische Leukämie

Angiographie
: Darstellung des Verlaufes eines Blutgefäßes mit Hilfe eines im Röntgenbild sichtbaren Kontrastmittels

Antibiotikum (Antibiotika)
: gegen durch Bakterien verursachte Infektionen wirksame Medikamente

Antiemetikum
: Medikament zur Verhütung oder Verminderung von Erbrechen

Aorta
: Körperschlagader

Appendektomie
: chirurgische Entfernung des Blinddarmes (Appendix)

Appendizitis
: Entzündung des Blinddarmes

Applikation
: Verabreichung von Arzneimitteln

Arterie
: Schlagader, Pulsader: alle Pulsgefäße, die vom Herzen kommen und mit sauerstoffbeladenem Blut zu allen Organen und Geweben führen (Ausnahme: Lungenarterie)

Asparaginase
: Ferment, das Asparagin umbaut

Astrozytom
: eine Form von Hirntumor

Augenhintergrund (Fundus)
: hinterer Anteil des Auges, der mit Hilfe eines Augenspiegels betrachtet werden kann

BCNU
: Zytostatikum

Benigne
: gutartig

Betatron (Elektronenschleuder)
: Einrichtung zur Erzeugung schneller Elektronen und ultraharter Röntgenstrahlen (siehe Bestrahlungsmethode)

Biopsie
: Gewebeentnahme

Bleomycin
: Zytostatikum

Blutplättchen
: Thrombozyten; helfen bei der Blutstillung

Blutsenkung
: Bestimmung der Geschwindigkeit, mit der Blutkörperchen in ungerinnbar gemachtem Blut absinken

Busulfan
: Zytostatikum

CCNU
: Zytostatikum der Nitrosureagruppe

Chromosom
: wesentlicher Bestandteil des Zellkernes, Träger der Erbanlagen, bestehend aus Desoxyribonukleinsäuren (DNS)

Chemotherapie
: an sich jede medikamentöse Behandlung, hier aber die zytostatische Behandlung

Cisplatin
: Zytostatikum

CML
: chronische myeloische Leukämie

Computertomographie
: Röntgenuntersuchungsmethode, mit der Querschnittbilder des Körpers in verschiedenen Schichten dargestellt werden

Cortison
: Hormon der Nebennierenrinde

Cosmegen
: Zytostatikum Actinomycin D

Crasnitin = Asparaginase
: Zytostatikum

Cyclophosphamid
: Zytostatikum (Endoxan)

Cytosin – Arabinosid
: Zytostatikum (Alexan)

Dacarbacin
: Zytostatikum (DTIC)

Daunoblastin

Zytostatikum

Daunorubidomycin

Zytostatikum

Desoxyribonukleinsäure (DNS)

Aufbausubstanz der Chromosomen

Desoxyribose

zum Aufbau der Desoxyribonukleinsäuren (DNS) benötigter Zucker

Diagnose

Bezeichnung einer Krankheit (eigentlich Erkennung der Krankheit)

Dialyse

Entfernung jener Stoffe, die üblicherweise durch den Harn ausgeschieden werden, mit einer »künstlichen Niere«. Hämodialyse, sofern die Stoffe direkt aus dem Blut, Peritonealdialyse, sofern sie über das Peritoneum (Bauchfell) entfernt werden

Differentialblutbild

Ein Blutausstrich (d.h. ein auf einem Objektträger ausgestrichener Blutstropfen) wird unter dem Mikroskop durchgemustert, und die einzelnen Unterarten der weißen Blutkörperchen werden nach ihrem prozentualen Anteil aufgeschlüsselt

Differentialdiagnose (DD)

Unterscheidung ähnlicher Krankheitsbilder

Dioptrie

Maßeinheit zur Brillenbestimmung oder zum Ausmaß einer Stauungspapille

Dorsal

hinten

DTIC

Dacarbacin (Zytostatikum)

Echographie

siehe Ultraschallverfahren

Elektroenzephalographie (EEG)

Aufzeichnung der bei der Hirntätigkeit entstehenden elektrischen Vorgänge

Elektrokardiographie (EKG)

Aufzeichnung der bei der Herztätigkeit entstehenden elektrischen Vorgänge

Endoxan

Zytostatikum (Cyclophosphamid)

Ependymom

eine Form von Hirntumor

Erythrozyt

rotes Blutkörperchen, Träger von Sauerstoff und Kohlendioxid

Ewing-Sarkom

bösartiger, fast immer im Knochen vorkommender Tumor

Fontanelle

Knochenlücke am kindlichen Schädel

Fundus

Augenhintergrund

5-Fluorouracil

Zytostatikum

Gammastrahlen

Röntgenstrahlen, die beim Zerfall eines radioaktiven Atomkerns entstehen

Gammatron (Kobaltkanone)

Telekobaltgerät zur Verabreichung harter Gammastrahlen mit Hilfe von Kobalt 60 (eine Bestrahlungsmethode)

Gefrierschnitt

histologischer Schnitt an gefrorenem Gewebe zur Schnelldiagnose nach und während eines Eingriffs

Gerinnungsstatus

Untersuchungen, die einen Überblick über den Zustand der Blutgerinnung geben

Gliom

eine Form von Hirntumor

Granulozyt

weißes Blutkörperchen (Leukozyt), dessen Zytoplasma (Masse um den Zellkern) Körnchen (Granula) aufweist

Grenzstrang (Truncus sympathicus)

(sympathisches) Nervengewebe neben der Wirbelsäule

Guanin

eine Purinbase, Baustoff der Desoxyribonukleinsäure

Hämodialyse

siehe Dialyse

Hämoglobin (Hb)

Eiweißkörper, der Sauerstoff und Kohlendioxid im Erythrozyten bindet

Herddosis (HD)

Strahlenmenge am Krankheitsherd

Hirnstamm

Ort lebenswichtiger Zentren im Gehirn

Histologie

Lehre von den Geweben des Körpers

Hydroxyurea

Zytostatikum

Hypophyse

Hirnanhangsdrüse

Ileus

Darmverschluß

Immunglobuline

aus menschlichem Blut gewonnene Eiweißkörper (sog. Antikörper), die einem Patienten mit herabgesetzter Abwehrlage zugeführt werden

Immunität

spezifische Unempfindlichkeit gegenüber Infektionen

Indikation

zwingender Grund zur Anwendung eines bestimmten Heilverfahrens in einem bestimmten Krankheitsfall (»Es ist indiziert...«, von indicare = anzeigen)

Induktionstherapie, Induktionsbehandlung

Form der Behandlung, mit der eine Remission erzielt werden soll (von inducere = hineinführen)

Infektiös

ansteckend

Infizieren

anstecken

Inkubationszeit

Zeit zwischen Ansteckung und Ausbruch einer ansteckenden (infektiösen) Erkrankung

Insuffizienz

ungenügende Leistung, Schwäche

Intralumbale Injektion

Medikament oder Kontrastmittel wird anläßlich einer Lumbalpunktion (lumbal = in Höhe der Lenden) in den Wirbelkanal (in den mit Flüssigkeit gefüllten Sack, der das Rückenmark umgibt) gespritzt

Intramuskuläre Injektion

erfolgt in den Muskel (i. m. Injektion)

Intraspinaler Tumor

Tumor im Spinal-(Rückenmarks-, Wirbel-)kanal

Intravenös

Injektion erfolgt in die Vene

Intravenöse Pyelographie (IVP)

Kontrastmitteldarstellung der Niere und der harnableitenden Wege nach intravenöser Injektion eines Kontrastmittels

Karotisangiographie

Kontrastmitteldarstellung der Halsschlagader (Arteria carotis)

Karzinogen (Kanzerogen)

krebserregend

Karzinom (Carcinoma, Ca.)

Krebs, Krebsgeschwulst, bösartige Geschwulst mit zerstörendem Wachstum

Katecholamine

Hormone des Nebennierenmarks und deren Abbauprodukte, die im Harn ausgeschieden werden und deren Menge in einem über 24 Stunden gesammelten Harn chemisch bestimmt werden kann

Katheter

ein für Flüssigkeit durchgängiger Schlauch aus Gummi oder Plastik (z. B. Venenkatheter)

Kaudal

unten

Kavographie

Kontrastmitteldarstellung der unteren Hohlvene (Vena cava)

Knochenmark

innerhalb des Knochens (in der Markhöhle) gelegenes Gewebe, in dem Blutkörperchen gebildet werden

Kontrastmittel

verschiedene, unter dem Röntgenschirm schattengebende Flüssigkeiten, die für Kontrastmitteldarstellungen, z. B. der Niere (intravenöse Pyelographie, IVP), der Gefäße (Angiographie), des Ventrikelsystems (Ventrikulographie) und des Rückenmarkskanals (Myelographie) verwendet werden, aber auch geschluckt oder als Einlauf verwendet werden können, um den Magen-Darm-Trakt darzustellen

Kontrollkippung

Untersuchung, die z. B. nach der Behandlung eines im Rückenmarkskanal gelegenen Tumors durchgeführt wird: Die Höhe des Tumors wurde vor der Behandlung durch die Myelographie festgestellt, weil es dort zu einem Kontrastmittelstopp gekommen war; nach der Behandlung wird das Kind wieder auf den Kipptisch gelegt und gekippt. Wir wollen wissen, ob der Rückenmarkskanal für das Kontrastmittel nunmehr durchgängig ist

Konzentrat

siehe Transfusion

Kranial

oben

Kraniopharyngeom

Hirntumor im Bereich der Hypophyse

Kraniotomie

Eröffnung des Schädels (z. B. bei Hirntumor)

Laparotomie

chirurgische Öffnung der Bauchhöhle

Leukämie

bösartige Erkrankung der weißen Blutkörperchen, der Leukozyten, bzw. ihrer Vorstufen

Leukopenie

Verminderung der Leukozytenzahl

Leukozyt

weißes Blutkörperchen

Leukozytose

Vermehrung der weißen Blutkörperchen

Liquor

Flüssigkeit, die im Hohlraumsystem des Gehirns (Ventrikel) gebildet wird, das Ventrikelsystem ausfüllt und Hirn und Rückenmark umgibt

Lokalbehandlung

örtliche Behandlung (Lokaltherapie), z. B. Operation oder Bestrahlung. Im Gegensatz zur Systemtherapie wird nur der Ort (Locus) behandelt, an dem der Tumor gefunden wurde

Lumbal

in Höhe der Lendenwirbelsäule

Lumbalpunktion

Einstich zwischen 3. und 4. oder 4. und 5. Lendenwirbel-Dornfortsatz in den Wirbelkanal (Spinalkanal, Rückenmarkskanal), um Flüssigkeit (Liquor) zu gewinnen und Medikamente oder Kontrastmittel in den Liquorraum zu spritzen

Lungenstiel (Hilus)

Ein- und Austrittsstelle von Blut- und Lymphgefäßen in die Lunge, die normalerweise bds. des Herzens sichtbar sind und wo sich Lymphknotenvergrößerungen ausbilden können

Lymphogranulomatose

bösartige Lymphknotenerkrankung, die auch Morbus Hodgkin heißt (Morbus = Krankheit, Hodgkin = Eigenname)

Lymphom

Lymphknotentumor (entweder bösartige Geschwulst oder entzündliche Wucherung)

Lymphosarkom

alte Bezeichnung für Non-Hodgkin-Lymphom

Lymphozyt

Unterform der weißen Blutkörperchen (Lymphzelle)

Maligne

bösartig

Malignom

bösartige Geschwulst

Mediastinoskopie

Methode, das Mediastinum zu untersuchen und von dort auch ein Stück Gewebe zur histologischen Untersuchung zu entnehmen, ohne den Brustkorb zu eröffnen (Einschnitt oberhalb des Brustbeines, Einführen eines dünnen Rohres mit einem Spiegel und Beleuchtung zum Betrachten des Mediastinums)

Mediastinum

mittlerer Teil der Brusthöhle, in dem zahlreiche Organe (Herz, Thymus, große Gefäße, Lymphknoten, Speiseröhre usw.) liegen. Im Thoraxröntgen entspricht das Mediastinum dem Mittelschatten

Medulloblastom

eine Form von Hirntumor

Meningen

Hirnhäute bzw. Rückenmarkshäute (Häute, die das Hirn und das Rückenmark umgeben)

Meningitis

Entzündung der Meningen

Meningosis blastomatosa

Meningitis-ähnliches Erscheinungsbild, jedoch z. B. durch Leukämiezellen im Liquor verursacht

Metastase

Fernabsiedelung oder Tochtergeschwulst eines bösartigen Tumors

6-Mercaptopurin

Zytostatikum (Puri-Nethol)

Methotrexat

Zytostatikum (Amethopterin)

Mitose

Zellteilung

Mittelschatten

siehe Mediastinum

Mittelschattenhals

oberer Anteil des Mittelschattens

Myelographie

Kontrastmitteldarstellung des Wirbelkanals (Rückenmarkskanal, Spinalkanal)

Myleran

Zytostatikum

Natulan

Zytostatikum

Neuroblastom

unreifer Tumor aus Neuroblasten (nicht ausgereifte Nervenzellen), ausgehend von der Nebenniere oder dem Grenzstrang

Neurologe

Facharzt für Nervenkrankheiten

Neuropathologe

Pathologe, der auf die histologische Beurteilung des Gewebes des zentralen Nervensystems spezialisiert ist (beurteilt z. B. feingewebliche Struktur eines Hirntumors)

Non-Hodgkin-Lymphom

bösartige Lymphknotenerkrankung (früher Lymphosarkom)

Nitrogen mustard

Zytostatikum

Nitrosurea

Zytostatikum

Oncovin

Zytostatikum (Vincristin)

Onkologe

Arzt, der sich auf die Behandlung bösartiger Tumoren spezialisiert hat (Oncos = Anschwellung, Logos = Wort)

Onkologie

Lehre von bösartigen Tumoren

Optikus

Sehnerv

Osteosarkom
: eine Form von Knochentumor

Osteogenes Sarkom
: eine Form von Knochentumor

Para
: daneben

Parese
: Lähmung

PE
: Probeexstirpation (siehe dort)

Pathologe
: Arzt, der auf die histologische Beurteilung von krankhaftem Gewebe spezialisiert ist

Peripheres Blutbild
: das aus der Peripherie, z. B. aus der Fingerbeere, gewonnene Blutbild im Gegensatz zum Knochenmarkbild

Peritoneum
: Bauchfell (peritoneal: zum Bauchfell gehörig)

Petechien
: flohstichartige Hautblutungen

Pinealom
: Form eines Hirntumors

Pleura
: Lungenfell; Hülle, die die Lunge umgibt (pleural: zum Lungenfell gehörig)

Präparat
: Gewebestückchen, das für die histologische Untersuchung vorbereitet ist

Probeexstirpation (PE)
: chirurgische Entnahme von Gewebe, z. B. aus einem Tumor zur histologischen Untersuchung

Procarbacin
: Zytostatikum

Prognose
: Vorhersage, Aussicht auf den Krankheitsverlauf, Chancen

Prophylaxe
: Vorbeugung

Punktion
: Einstich, z. B. Venenpunktion (Stich in die Vene)

Pupille
: Sehloch in der Mitte des Auges

Purin
: als Purinbase (z. B. Guanin, Adenin) Baustein der Desoxyribonukleinsäuren (DNS), aber auch von Harnsäure und pflanzlichen Stoffen wie z. B. Koffein

Puri-Nethol
: Zytostatikum

Pyelographie
: Kontrastmitteldarstellung der Niere

Pyrimidin

Baustein der Desoxyribonukleinsäuren (DNS) (z. B. Cytosin, Uracil)

Rad (radiation absorbed dosis)

Einheit für die im Gewebe aufgenommene Strahlenmenge

Radiatio

Bestrahlung

Radiologe, Röntgenologe

Arzt, der unter anderem auf die Untersuchung mit Röntgenstrahlen spezialisiert ist

Remission

Das Wort kommt vom Lateinischen remittere, was zurückschicken bedeutet. Remission ist ein Zustand, in dem alle klinischen Zeichen der Erkrankung »zurückgeschickt«, also verschwunden und mit den üblichen Untersuchungsmethoden nicht mehr nachweisbar sind

Remissionsinduktionsbehandlung

anfängliche Form der Behandlung, um eine Remission zu erzielen (zu induzieren)

Rhabdomyosarkom (RMS)

bösartiger Weichteiltumor

Röntgenstrahlen

elektromagnetische Wellen

Sarkom

bösartiger Tumor, der sich aus verschiedenen Geweben entwikkeln kann

Schnellschnitt

Methode der Pathologen, um möglichst schnell eine Aussage machen zu können, z. B. ob ein gutartiger oder ein bösartiger Tumor vorliegt

Selektive Angiographie

Kontrastmitteldarstellung eines ganz bestimmten ausgewählten (selektierten) Blutgefäßes

Skelett

Gerippe, Knochengerüst

Spinalkanal

von Knochen (Wirbel) umgebener Kanal in der Wirbelsäule, durch den das Rückenmark geschützt wird

Stadium (Erkrankungsstadium)

Ausmaß der Erkrankung, ausschlaggebend für die Wahl der Behandlung

Status

Zustand

Stauungspapille

durch Hirndruck vorgewölbte Papille (Eintrittsstelle des Sehnervs) im Augenhintergrund (Fundus)

Subokzipitalpunktion

Einstich in den Wirbelkanal unterhalb der Hinterhauptschuppe, d. h. im Nacken

Symptom

Krankheitszeichen

Synovialom
: Tumor, der von der Gelenkhaut ausgeht

Systemerkrankung
: Erkrankung, die ein ganzes System betrifft, z. B. lymphatisches System, zum Unterschied von einer lokalisierten Erkrankung (z. B. Tumor)

Systemtherapie
: Behandlungsform, die den ganzen Körper erfaßt, z. B. medikamentöse Therapc im Gegensatz zu einer Lokaltherapie wie Operation oder Bestrahlung

Szintigraphie (Scan)
: Untersuchung mit radioaktiven Stoffen, deren Konzentration mittels eines Scanners (to scan = abtasten) gemessen wird, daher auch Scan

Teratom
: embryonaler Tumor

Therapie
: Behandlung

Thioguanin
: Zytostatikum

Thorakotomie
: chirurgische Eröffnung des Brustkorbes

Thorax
: Brustkorb

Thrombopenie
: Mangel an Blutplättchen

Thrombophlebitis
: Entzündung der Venenwand, z. B. infolge Reizung durch Medikamente, Venenkatheter usw.

Thrombozyt
: Blutplättchen

Thrombozytose
: Blutplättchenvermehrung

Thymus
: beim Tier Bries genannt, hinter dem Brustbein gelegen, auf dem Röntgenbild im Mittelschatten eingeschlossen

Tomographie
: Röntgenschichtaufnahmen

Transfusion
: Übertragung von Blut oder Blutbestandteilen von einem Menschen auf den anderen. Es werden zumeist Blutkonzentrate, d. h. nur jene Bestandteile des Blutes gegeben, die das Kind im Augenblick braucht (Erythrozyten, Thrombozyten oder Leukozyten). Zur Gewinnung eines Thrombo- oder Leukozytenkonzentrates wird ein Blutspender etwa vier Stunden an eine Maschine angeschlossen. Die Maschine trennt die vom Patienten benötigten Blutkörperchen von den übrigen Blutbestandteilen und sammelt die Blutkörperchen in einem sterilen Plastiksack. Die nicht benötigten Blutbestandteile fließen in den Blut-

kreislauf des Spenders zurück. An den meisten Behandlungsstellen werden diese Konzentrate zusätzlich bestrahlt, um zu vermeiden, daß der Empfänger Abwehrstoffe gegen das gespendete Konzentrat entwickelt, was bedeuten könnte, daß weitere Konzentrate nicht so gut vertragen werden.

Transperitoneal
: durch das Bauchfell (Peritoneum) hindurch (bei einer transperitonealen Operation wird das Bauchfell eröffnet)

Überlebenszeit
: statistische Angabe, z. B. als 5-Jahres-Überlebenszeit bei einer bösartigen Erkrankung

Ulkus
: Geschwür, Mehrzahl Ulzera

Ultraschallverfahren (Sonographie, Echo)
: Untersuchungstechnik zur Darstellung von Organschnittbildern mit Hilfe von Schallwellen

Uromitexan
: Medikament, das bei Endoxan-Behandlung zur Verhütung einer Schädigung der Harnblase gegeben wird

Varizellen
: Feuchtblattern, Schafblattern, Windpocken, durch Luftstrom übertragen; Inkubationszeit 2–3 Wochen

Velbe
: Zytostatikum (Vinblastin)

Vena cava
: untere Hohlvene

Vene
: Blutgefäß, das sauerstoffarmes, kohlendioxidreiches Blut enthält (Ausnahme: Lungenvenen) und von Organen oder Geweben zurück zum Herzen zieht

Ventral
: vorne (magenseits, also bauchseitig)

Ventrikel
: Kammer, in unserem Fall im Gehirn

Ventrikulographie
: Kontrastmitteldarstellung des Ventrikelsystems im Gehirn

Vinblastin
: Zytostatikum (Velbe)

Vincristin
: Zytostatikum (Oncovin)

Wilms-Tumor
: unreifer Nierentumor, der nach einem Pathologen namens Max Wilms benannt wurde

Zerebral
: zum Gehirn gehörig

ZNS
: zentrales Nervensystem (Gehirn und Rückenmark)

Zoster (Herpes Zoster, Gürtelrose)

akute Entzündung eines Ganglions (Nervenknoten) mit Bläschenbildung im von den entsprechenden Nerven versorgten Hautbereich, ausgelöst durch ein Virus, das mit dem Varizellenvirus identisch ist

Zosterhyperimmunglobulin

Präparat, das einem Kind gespritzt wird, das mit einem anderen Kind mit Varizellen (oder Zoster) in Kontakt gekommen ist, um die Erkrankung an Varizellen zu verhüten

Zytostatikum

Medikament, das die Zellteilung oder ihre Voraussetzungen stört

Sachverzeichnis